現役の認知症専門医が答える

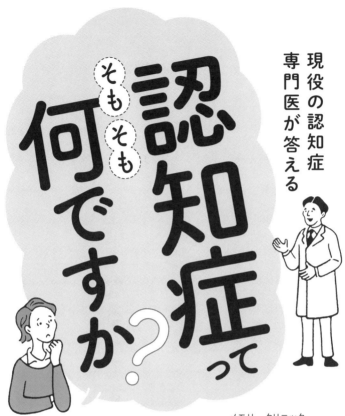

認知症って そもそも 何ですか？

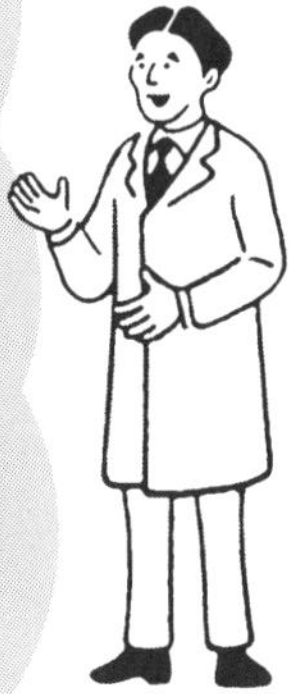

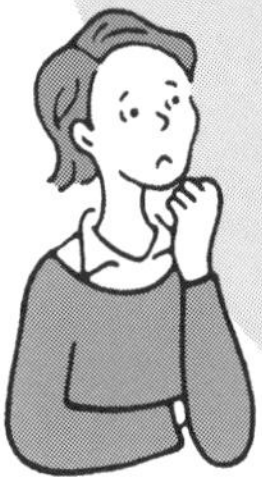

メモリークリニック
お茶の水 理事長・院長
朝田隆 著

Gakken

プロローグ……6

PART 1

なぜ認知症になるんですか？

基礎知識編

そもそも、〝認知症〟って何ですか？……14
認知症の人の脳では、何が起こっているんですか？……18
認知症の原因について、何かわかっていることはないの？……23
認知症＝アルツハイマー病じゃないの？……29
認知症になる人は、この先もどんどん増え続けますか？……36
認知症になると、その人の何が変わるの？……40
認知症になると、いずれはすべてを忘れてしまうの？……46
認知症になっても残るのはどんな記憶？……51
認知症になったら、周りの人はどう対応すればいい？……59
認知症になったら、施設に入ったほうがいいんですか？……66

PART 2

症状編 認知症が進むとどうなるんですか？

「認知症が始まったかも」と感じるのはどういうとき？……76

不安・心配からくる症状

①どこへ行くにもぴったりとついてくる……81
②同じような内容で何回も電話をする……85
③誰にでも調子のいいことを言う……92
④自宅にいるのに「家に帰る」と言い出す……98
⑤理由をつけてお風呂に入るのを嫌がる……105

記憶の破綻からくる症状

①ものをしまった場所を忘れる……109
②やっていないことを〝やった〟と思いこむ……116
③電車やバスに乗れなくなる……121
④自分の記憶の上書きができない……129
⑤同じものを何個も買ってしまう……132

体の機能やセンサーの異常
①話しかけると、突然怒り出すことがある …… 137
②食べたのに「ごはんはまだ？」と催促する …… 142
③〝暑い〟がわからなくなる …… 146
④必要以上に何度もトイレに行く …… 150
そのほかの症状
①今日がいつなのかわからなくなる …… 154
②時計の文字盤が読めなくなる …… 158
③家族をほかの誰かと間違えたり、わからなくなったりする …… 164
認知症がさらに進むとどうなるの？ …… 168
認知症って治せないの？ …… 171

PART 3

予防編

認知症にならないためにできることはありますか？

認知症って予防できる？　サプリメントや食事の効果は？……176
〝脳トレ〟に認知症の予防効果はある？……184
結局、脳のどこを鍛えるといいの？……188
2つのことを同時にやると認知症予防にいいって聞いたけど？……197

PART 4

介護者の心のケア編
正直、認知症の介護がつらいです

親が認知症になったことを受け入れられません……202
認知症の家族の言動に腹が立ってしょうがないです……207
運転免許を返納させたいのですが、言うことを聞いてくれません……211
認知症の家族に話を合わせるのに疲れてしまいました……216

エピローグ……221

プロローグ

——20××年○月□日、都内某所のクリニックにて……。

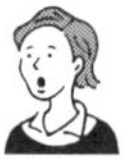

(ここかな……?)あのー、すみませーん。どなたかいらっしゃいませんかー?

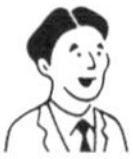

はい、こんにちは。

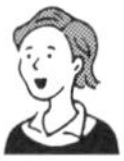

あっ、こんにちは!(誰だろう?)私、学研《がっけん》知子《ともこ》といいます。今日は認知症の専門の先生にお話をいろいろ聞けるっていうので、来たんですけど……。

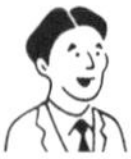

ああ、よくお越しくださいました。私がその専門医です。朝田《あさだ》隆《たかし》といいます。

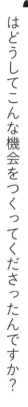

え!?　そうでしたか!　すみません、先生自ら出迎えてもらっちゃって……。

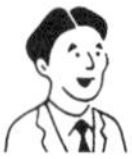

いいんですよ。まあ、そちらのいすにおかけください。

ありがとうございます。あのー……すみません、来ておいてなんですけど、今日はどうしてこんな機会をつくってくださったんですか?

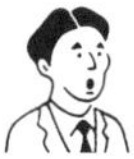

と、おっしゃいますと?

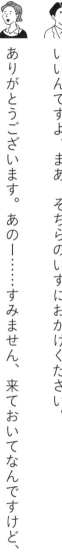

『認知症の専門医が、あなたの疑問にお答えします!』っていうイベントですよね、これ?　しかも抽選1名!　私、最近親のもの忘れがちょっとずつ増えてきているのが心配で、認知症についてお話を聞ける機会がないかな~と思ってたんですよ。だから今回、当選してすごくラッキーなんですけど、私はただの一般人ですし……(先生にメリットなくない?)。

ああ、そういうことでしたか。いえね、実は今度、一般の人向けに**『認知症ってそもそも何ですか？』**っていう講演会を開くことになったんですよ。そこで質疑応答があるんですが、その予習というか……普通、みなさんは認知症について、どんなことを知りたいのかなと、リサーチをしようと思ったんです。

あ、そうだったんですね。

そうなんです。せっかくリサーチさせてもらうなら、一般の人に話を聞けたらありがたいじゃないですか。それで今回の企画を思いついたんです。

なるほど……つまり、ギブ・アンド・テイクということですね？

まあ、そういうことです。

なーんだ、じゃあ気がねなくいろいろ聞いちゃって大丈夫ですね！　よかった〜。

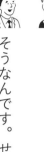

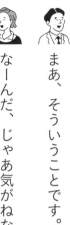

さっきも言いましたけど、私、親の認知症が心配なんです。父も母もまだ元気ですけど、うちはきょうだいもいないし、そのうち両親ともにボケていっちゃったらどうしよう……って、けっこうドキドキしているんです。

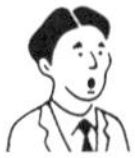

ほうほう。

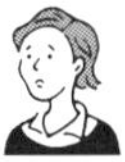

認知症って、なんか……怖いじゃないですか。得体がしれないというか、なってしまったらマズイっていうイメージなんです。でも、知らないから怖いのかな？　知ったらちょっとは怖くなくなるのかな？　と思って……。

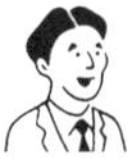

いい心がけですね。認知症はね、まだまだ解明されていないことが多いんです。でも昔と比べたら、「どうやら脳にこういうものがたまってしまうらしい」とか、「脳の中ではこういうことが起こっているらしい」ということが、少しずつわかってきました。症状の進みかたもそうですし……。

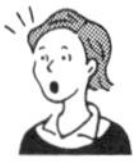
へえ！　そうなんだ。

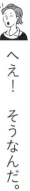

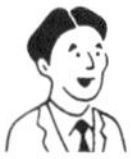
でね、認知症外来でたくさんの患者さんをみていると、ご本人やご家族の困りごともお聞きするわけです。そのときに、脳でこういうことが起きているんですよとか、こういう症状はこういう背景から生じているんですよとお話しすると、納得してもらえるというか、ご本人やご家族の不安げな表情が少しやわらぐことがある。だからあなたのおっしゃるとおり、「知らない」から怖いんです。認知症について知れば、その怖さは、ちょっとはやわらぐんじゃないかと思いますよ。

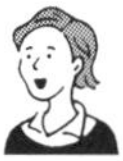
なるほど……！

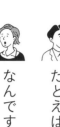

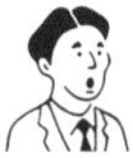
たとえば、そうだなあ。これ（↓左ページ絵）を見てみてください。

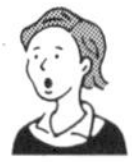
なんですか、これ？

認知症の人によくみられる症状を、絵に描いたものです。これは、ヘソクリをどこかへ隠したものの、その隠し場所を忘れてしまっているという様子ですね。

なるほど！　記憶が抜け落ちちゃうんですね。わかりやすい。

こんなふうに絵で見るというのも、イメージがしやすくていいですよね。認知症に対して、ちょっと理解がしやすくなる。さらに、そういった症状への対応のヒントなんかもセットでお伝えすると……。

あれ、どこに隠したっけ？

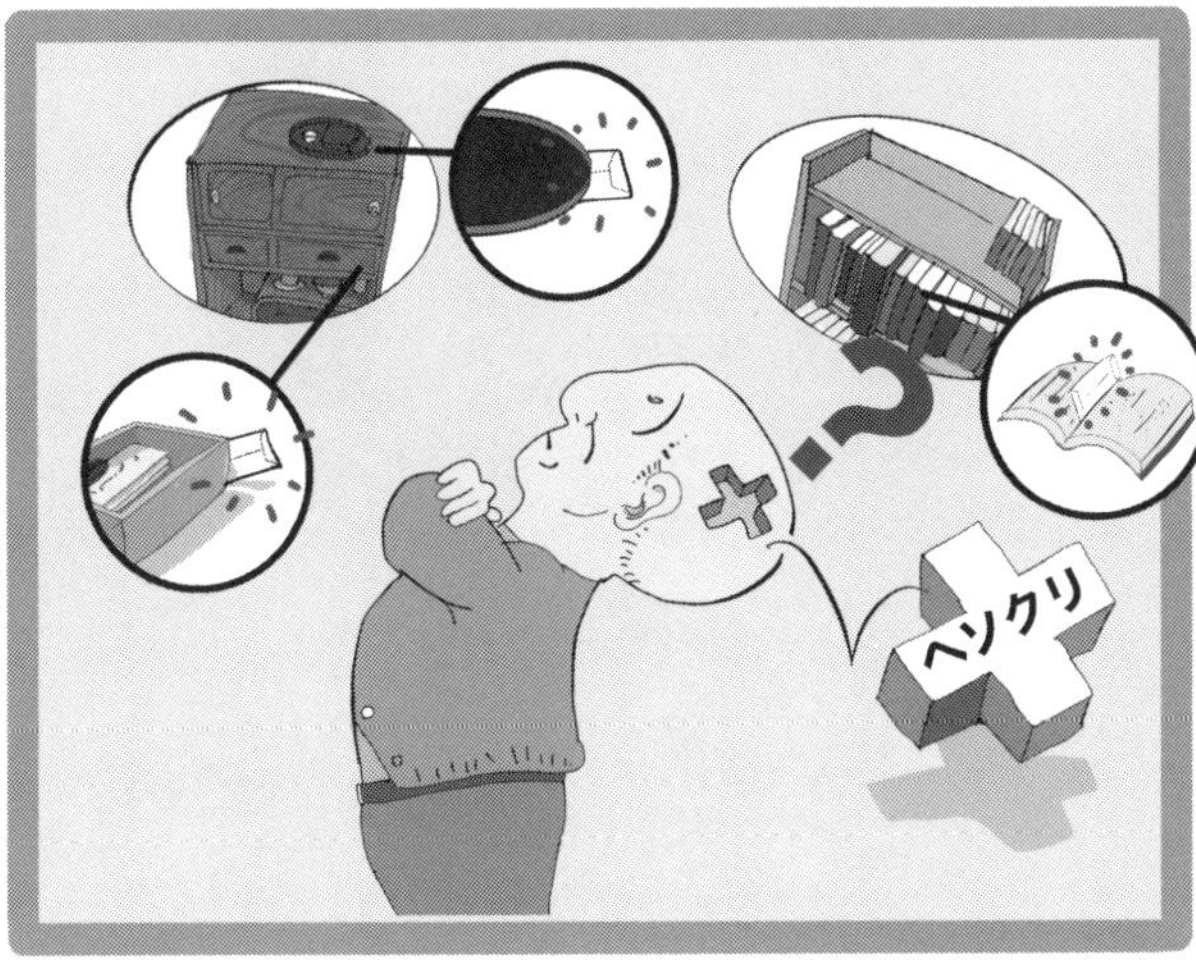

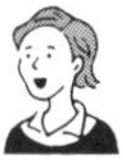

助かりますね。

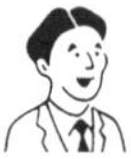

ね？　こうすればうまくいくかもしれないっていうヒントがあると、認知症という病気と向き合う勇気もわいてくる。私は長年臨床に携わっているので、そういうお役立ち情報を、今日はたくさんお伝えできると思います。

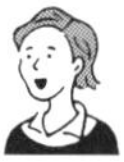

うわあ、心強いです！

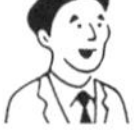

だから存分に、どんなことでも聞いてください。認知症という病気の基礎知識（↓PART1）、症状（↓PART2）についてはもちろん、予防法（↓PART3）や、さらにはご家族の心のケア（↓PART4）についても、できる限りお答えしますよ。まあ、お茶でも飲みながら、ゆっくりお話ししましょう。

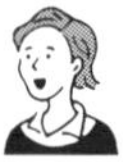

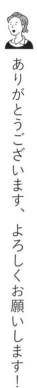

ありがとうございます、よろしくお願いします！

PART 1

基礎知識編

なぜ認知症になるんですか？

「高齢者の5人に1人が認知症の時代に！」

って、ニュースで聞いたことがある。

そんなに増えているの？

そもそも、どうしてなるんだろう。

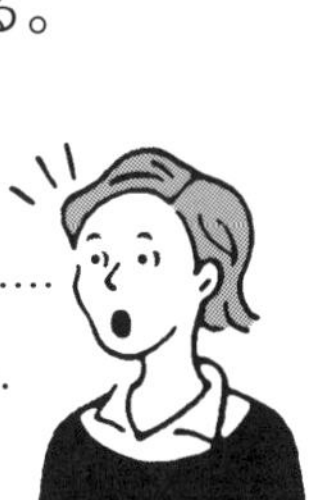

そもそも、〝認知症〟って何ですか？

すごくざっくりした質問ですみませんが……先生、そもそも認知症って、何なんですか？

定義的に言うとね、ＭＲＩ検査の結果がどうこうとか、テストでわかるとかじゃなくて……**知能が障害されるために、生活が自分ではできなくなる**ことです。

生活が自分ではできなくなる……。

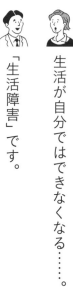

「生活障害」です。

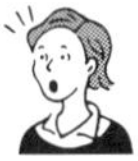

「生活障害」！ なるほど。

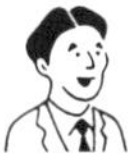

要するに、**どこまで自立できるか**っていうこと。認知症は「自立障害」といってもいいですよ。

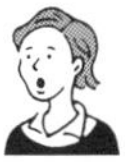

「自立障害」……そうか、〝自立が妨げられてしまう〟ということですね。

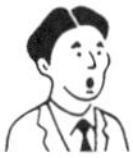

ただね、たとえば脳卒中によって体に麻痺《まひ》などが残った人は、自立した生活を送るのが難しいじゃないですか。でも、それは体の機能が低下するからできないのであって、認知症は、**頭の機能が低下してしまうからできない**んですよ。簡単に言いますとね、〝捜《さが》しもの〟って、あなたもやるでしょ？

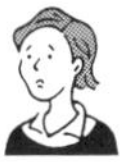

やります。日常茶飯事、しょっちゅうです。

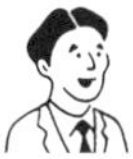

ね？ 私もやります。でね、普通ならば捜して、数分以内に見つけて、「おお、こ

ここにあった！」っていうような感じでしょ？　ところが認知症だと、たとえば病院に行こうとして、「保険証がない」とか、「受診カードがない」とか、「財布はどこだ？」とか。家を出るのに鍵をかけようと思って、「家の鍵をどこに置いたっけ？」みたいなことが、次々と起こるわけですよ。そうしたら、**病院に行くという目的そのものを達せられない**。

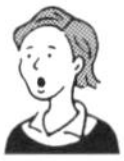
たしかに。行けないですね。

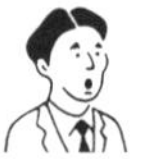
自分の記憶の悪さゆえに、**本当にすべて、万事、捜しものをしなくちゃいけない**。そうしたらもう、捜しものにかまけていて、外に出るとか、医者のところに行くということができなくなるでしょ？　さっき言った〝知能が障害されるために、生活が自分ではできなくなる〟っていうのは、そういうことなんです。

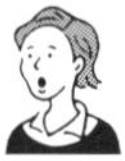
ははあ……。私、認知症っていうとなんとなく、「脳の病気」とか「心身の老化」とかっていうワードが頭の中に浮かんでいたんですけど……。

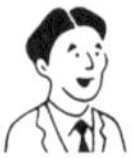

いや、そうじゃないんです。そもそもなぜそういうことが起こってしまうのかっていうと……。

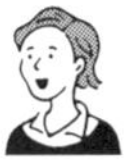

そうか！　知能に障害が出るからなんですね。頭の機能が低下することで。

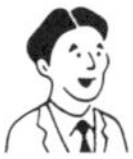

そういうこと。体の障害じゃないよと。**頭の障害**だよと。

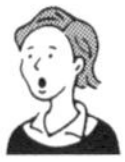

なるほど……（捜しものが延々と続くって、つらいなあ……）

まとめ

認知症は、生活（自立）障害である。知能が障害され認知機能が低下することで、ずっと捜しものをしている状態になり、自立した生活ができなくなる。

認知症の人の脳では、何が起こっているんですか？

じゃあ先生、認知症の人の頭の中、脳では何が起こっているんですか？　どうして認知機能が低下してしまうんでしょうか。

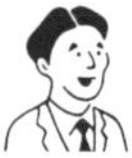

それはね、ひと言で言うと、**神経細胞が死んでしまうから**なんです。

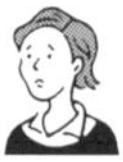

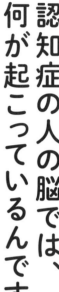

（急におっかない言葉が出てきたっ！）あの、神経細胞っていうのは……？

ええとね、神経細胞っていうのは、**脳をつくっているパーツ**です。

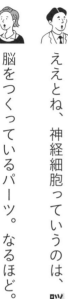

脳をつくっているパーツ。なるほど。

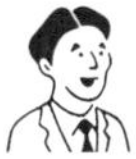

うん。そのパーツが、まあ、死んでしまうわけですよ。

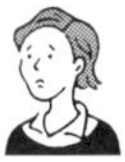

なるほど……（怖っ!?）。

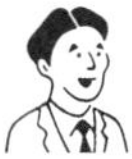

たとえば、わかりやすいのは脳出血ですね。何らかの原因で脳が出血して、脳へ血液を送るパイプ、つまり血管が切れちゃったら、栄養も酸素も届かないから、受け手である脳の神経細胞は死んでしまうでしょ？

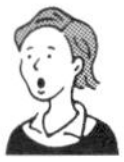

はい。

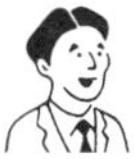

あとは、出血によって脳の血管が詰まったりしてね。いずれにしても、結果として血流が滞ることで、神経細胞は死んでしまいますよね。それで認知症が起こることがある。これを「**血管性認知症**」っていいます。でね、わかりにくいのが、これのほかに「**神経変性疾患による認知症**」っていうのがあるんですよ。

シンケイヘンセイシッカン？　どういう字ですか？

神経細胞の「神経」に、変化の「変」、性質の「性」で、神経変性疾患。「アルツハイマー病」とか、聞いたことありますよね？

あります。というか、認知症といえばそれっていうイメージです。

アルツハイマー病はね、神経変性疾患の一つなんです。これによって起こる認知症のことを「アルツハイマー型認知症」と呼びましてね、ほかにも「レビー小体型認知症」とか……。

……まずい、こんがらがってきました。

まあ、今はいったん置いておきましょうか。とにかく、**神経変性疾患と呼ばれ**

る疾患があって、それが認知症を起こすと思ってください。

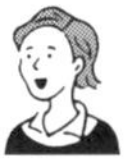

あ、はい（ホッ）。

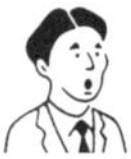

でね、この神経変性疾患による認知症について、**なぜ脳の神経細胞が死んでしまうのか、まだ完全に解明されていない**んですよ。まあ神経細胞が溶けていくと思ってもらえばいいかなあ。自滅していくみたいな感じで。

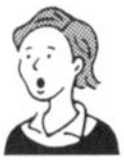

はは〜……。老化とも違うんですよね？　ただの老化っていうわけではない？

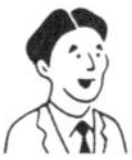

ではないです。まあそれがね、変性ってのは逆にいうと、**原因がわからないから〝変性〟と呼んでいる**のであって、性質が変化していくということなんです。だから、神経変性疾患による認知症の場合に、「脳の中で何が起こっているの？」といったら、「神経細胞が溶けている、腐っている」というふうになるわけです。**神経細胞として、用をなさなくなる。**

なるほど。溶ける、あるいは腐る……!?

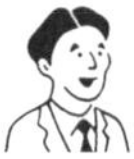

要するに、**細胞を生かしているメカニズムが、なんか知らないけどぶっ壊れちゃう**、みたいなことが起こるんです。血管性のほうはね、「栄養や酸素が届かないから」だから、まだわかりやすい。血管というパイプが切れるから何ももらえません、と。しかし、変性というやつはわかりにくい。しかも**大方の認知症は神経変性疾患によるもの**なんです。

そうなんですね!? ほとんどの認知症が、なんか知らないところで起きている?

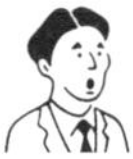

そうです。自分で自分の首をしめるように、細胞自らが死にいたっている。その結果、認知症が起こる……そういうイメージかなあ。

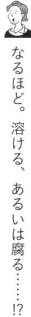

なるほど（おっかないなあ……）。

まとめ

認知症の人の脳では、神経細胞が死んだり溶けたりして、用をなさなくなっている。しかも大方の認知症は、なぜそれが起こるのかは不明(神経変性疾患)。

認知症の原因について、何かわかっていることはないの?

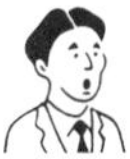

「神経変性疾患による認知症は原因がよくわかっていない」と言いましたが、なぜ変性疾患なんかが生じるのかといえば、**遺伝子異常のせい**なんでしょうねえ。

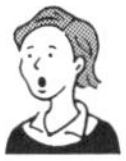

遺伝子異常……?　っていうのは、つまり?

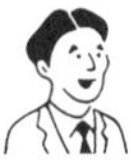

たとえば、インフルエンザって、毎年いろんなタイプが出るでしょう?

出ます。A型、B型とか、そういうのですよね。

ああいうふうに、ウイルスでいろいろな型が出るのは、ウイルスが増殖するときにうまくその遺伝子をコピーできなくって、まがいものができた結果なんですよ。本当はAという型をAのままコピーしたかったのが、間違えてBになったりCになったりする。だから、「今年のインフルエンザは○○型が流行《はや》ります」とか、「新型コロナウイルスの○○株が猛威をふるっています」とかになるわけです。

へえ〜！　知らなかったです。

で、話を戻しますとね、**人間でも同じことが起こる**んです。

え？　と、いうと？

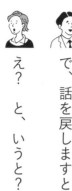

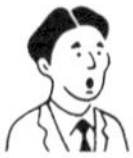

私たちの体は、ものすごい数の細胞でできています。そして絶えず細胞分裂をして、新しくつくり替えられている。脳の神経細胞においても同じです。で、細胞をつくり替えるときに遺伝子も複製されるんですが、そこで間違えるんです。

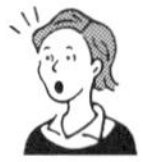

間違えちゃうんですか！　コピーミスが起こる、みたいな？

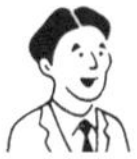

そうです。でも人間の場合、それを間違えっぱなしにしてはいけないので、そのコピーミスを正すシステムというのができています。

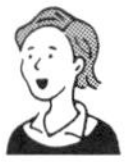

正す……うーんと、修復するとか、そういうことですか？

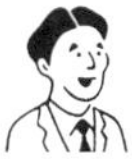

そうそう。「間違えた、なんとかしなくちゃ」って、正しい状態に修復する。ところがなぜか、**年をとるにつれ、それができなくなる**。自己修復力が弱まるというのかな。これが遺伝子異常。さまざまな病気のもとになるといわれています。

なるほど。たしかに、がん細胞とかはそうやって生まれるって聞いたことが……。

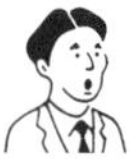

でね、このコピーミスは、脳の神経細胞でも当然起こります。ということは？

……あっ、そうか！　脳の神経細胞が、おかしなものになっちゃう……？

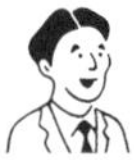

そう、そんなイメージです。置き換わるというかね。

なるほど！　じゃあさっきの、神経変性疾患による認知症において、脳の神経細胞が死んでしまったり、溶けてしまったりするのもその一環ですか？

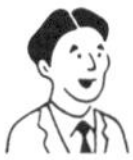

まあその、神経細胞を死なせたり、溶かしたりしてしまうものができるという意味では、遺伝子異常の一環でしょうね。

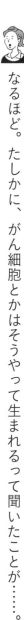

はは～、ちょっと理解できたような気がします。

遺伝子のコピーミスが起こる

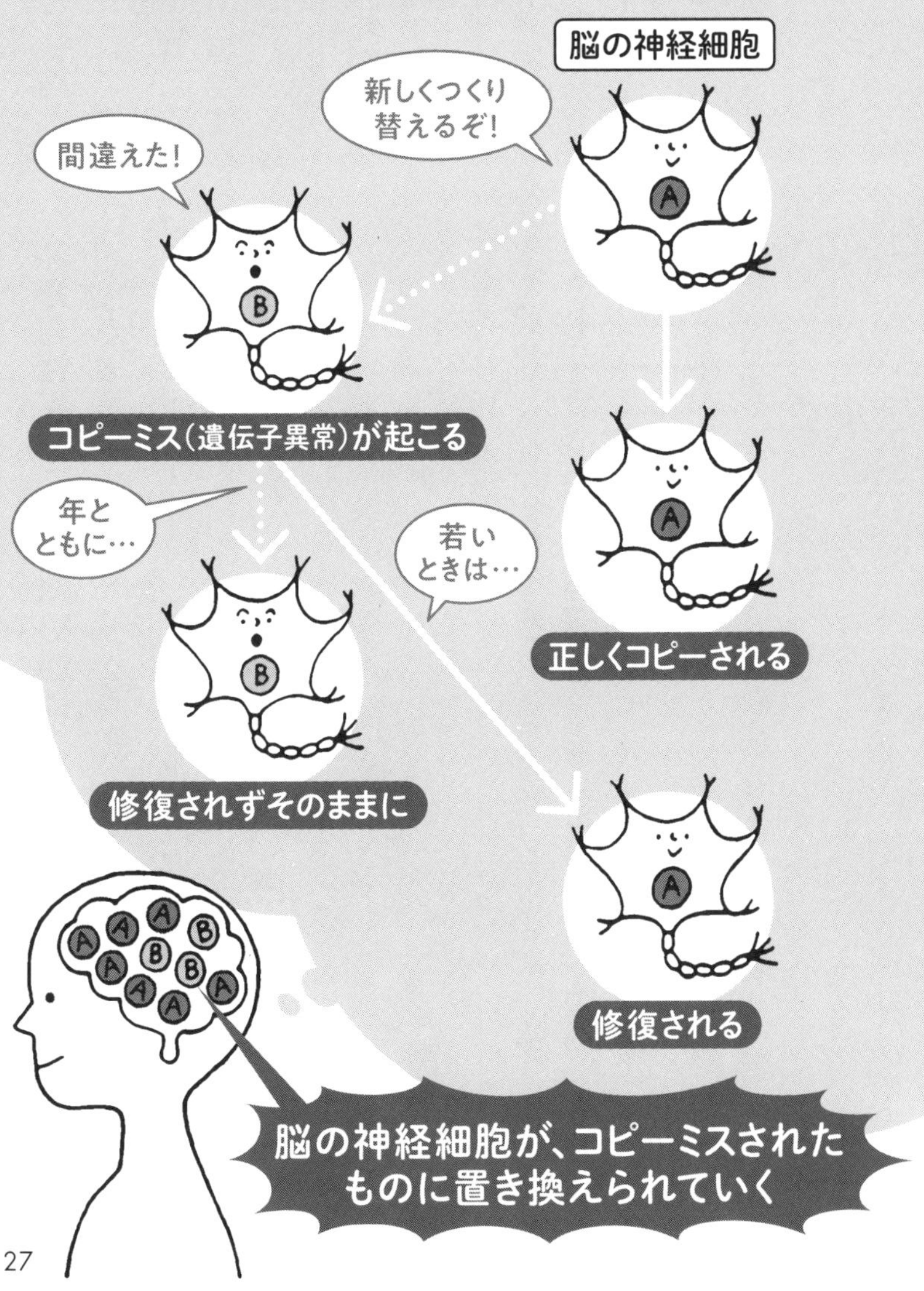

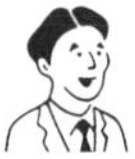

だから結論として、**神経変性疾患による認知症は原因がよくわかっていない**となるわけです。変性疾患が遺伝子異常のせいで生じるとは考えられても、なぜ遺伝子異常が起こるのか、なぜそれで脳の神経細胞が自滅してしまうのかはわかっていないですから。あとはそうですねえ、遺伝子のコピーミスを起こりやすくする要因とかもあるんだけど、難しくなるからこのくらいにしておきましょうか。

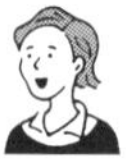

は、はい！（ホッ）

まとめ

神経変性疾患による認知症には、遺伝子異常（遺伝子のコピーミス）が関係するといわれている。それにより、脳の神経細胞が予期せぬ変化を起こす。

認知症＝アルツハイマー病じゃないの？

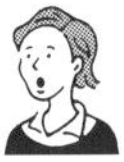

先生、さきほど「アルツハイマー病は神経変性疾患の一つ」と言いましたよね？ほかにも神経変性疾患はあって、大方の認知症はそういう変性疾患によるものだと。認知症＝アルツハイマー病くらいに思っていたんですけど、違うんですね？

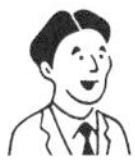

えっとね、そもそも認知症っていうのは、いわゆる**〝ボケてしまった〟状態全体を指す言葉**なんですよ。認知症とは、原因となる何らかの疾患があって、それによって引き起こされる病態の一つなんです。

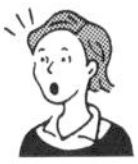

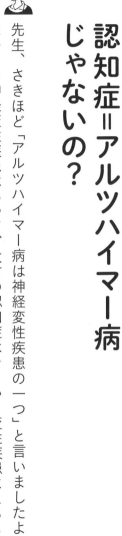

そうなんですね!?　……あ、だから「神経変性疾患による～」とか「血管性の～」とか言うんですね。

そう。しかも、**認知症の原因疾患は70種類以上ある**といわれているんですよ。

ええ!?　そんなに!?

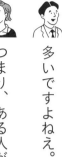

多いですよねえ。

つまり、ある人が認知症になったとして、70種類のうちの2番目の病気が原因になっているかもしれないし、またある人は、67番目の病気によって認知症になっているかもしれない……っていうことですか?

まあ、そういうことです。

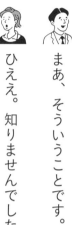

ひええ。知りませんでした。ほぼアルツハイマー病なのかと……。

まあ、原因疾患が70種類以上あるといわれているとはいえ、**認知症全体の約3分の2は、アルツハイマー病によるもの**とされています。アルツハイマー病による認知症は、一般的には「**アルツハイマー型認知症**」と呼ばれますね。

イコールではないけど、認知症の要因としては最多なんですね。

そういうことです。そして、神経変性疾患による認知症は、アルツハイマー型のほかにもあると言いましたが、「**レビー小体型認知症**」「**前頭側頭葉変性症**」が有名です。この2つとアルツハイマー型、そしてさきほどお話しした「**血管性認知症**」を含めて、**認知症の4大原因疾患**と呼んでいます。

へえ〜。〝4大〟というからには、この4つが代表的なんですか?

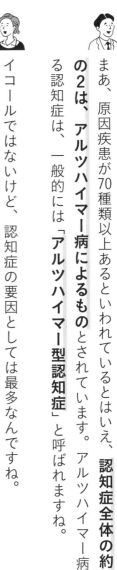

そういうことになります。実際、認知症の約9割は、この4つのどれかであることが多いといわれています。

認知症の原因疾患の割合

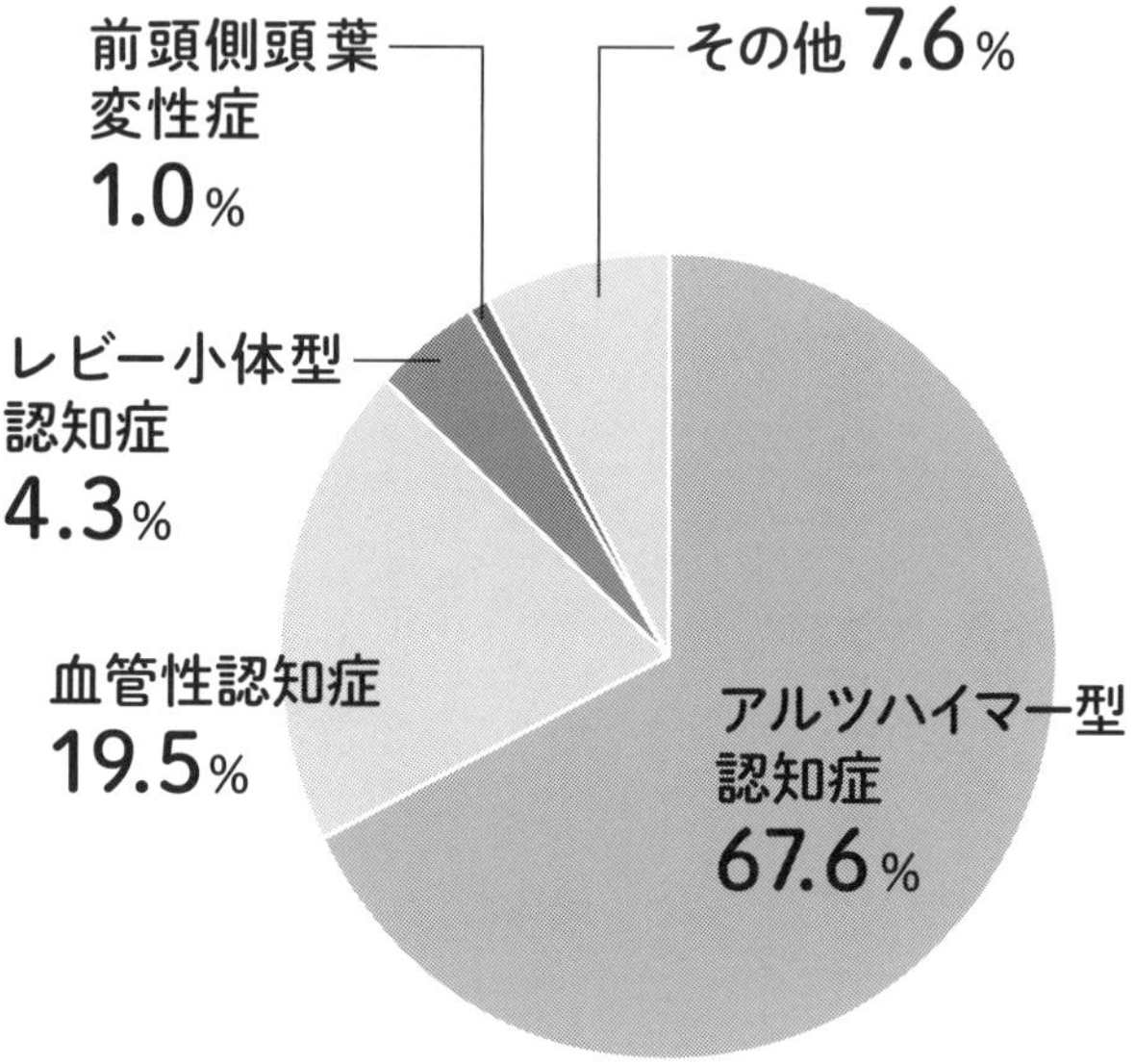

※厚生労働科学研究成果データベース「都市部における認知症有病率と認知症の生活機能障害への対応」を参考に作成。

認知症全体の約３分の２はアルツハイマー型認知症。その次に多いのが血管性認知症で、レビー小体型認知症、前頭側頭葉変性症と続く。この４つが認知症の原因疾患の約９割を占める。

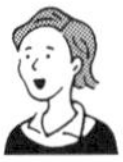

ほぼこの4つなんですね。で、4つのうち3つは神経変性疾患だから、「大方の認知症は、神経変性疾患によるもの」になるのかあ……。

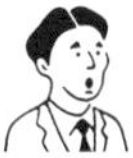

そして4つのうち、血管性認知症を除く3つの神経変性疾患は、「なんか知らないけど起こる」というのは共通ですが、**それぞれ持っている〝武器〟が違います。**

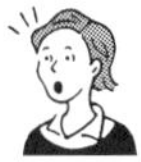

武器？

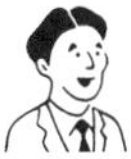

さっき、認知症の人の脳では、神経細胞が死んでしまうとお話ししましたよね？この3者はそれぞれ、神経細胞を攻撃するというか、溶かしてしまう武器を持っていると思ってください。

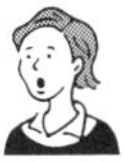

ほうほう。

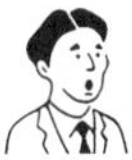

アルツハイマー型が使用する武器は主に「**アミロイドβ**《ベータ》」という異常なたんぱく

質です。これが脳にたまることで神経細胞が自滅し、脳が萎縮します。いっぽう、レビー小体型は「**レビー小体**」という物質を武器とします。これは「αシヌクレイン」というたんぱく質が主成分で、脳にできて神経細胞を攻撃します。

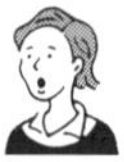

アルツハイマー型はアミロイドβ、レビー小体型はレビー小体……。なるほど。

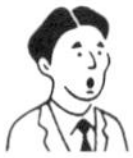

最後に、前頭側頭葉変性症の武器は「**タウ**」といって、こちらもたんぱく質です。
これが、脳の前頭葉や側頭葉（→P189図）といった部位を萎縮させます。

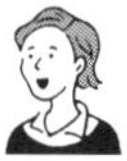

へえ～。攻撃のしかたにも特徴があるんですね。

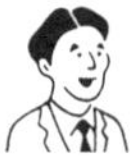

そうです。今言ったことをまとめると、左ページのような感じですね。それぞれが脳のどこにダメージを与えるかによって、表れやすい症状なども変わってくるんです。

認知症の4大原因疾患の特徴

アルツハイマー型認知症

大脳皮質（大脳の表面）や海馬（大脳の内側の記憶をつかさどる部分）を中心に主にアミロイドβがたまる。

症状の特徴

比較的初期から記憶障害が起こる。

血管性認知症

脳出血や脳梗塞などの脳血管障害によって脳の血流が滞り、脳の神経細胞に栄養や酸素が届かなくなる。

症状の特徴

脳のどの部分を損傷するかで、表れる症状が異なる。

レビー小体型認知症

大脳皮質や脳幹（大脳から脊髄へ続く部分）にレビー小体がたまる。視覚を担う後頭葉が障害されやすい。

症状の特徴

幻視や記憶障害に加え、パーキンソン症状がみられる。

前頭側頭葉変性症

感情や行動をコントロールする脳の前頭葉や、耳から得た情報を理解する側頭葉にタウがたまる。

症状の特徴

行動の抑制が効かず、衝動的に行動してしまう。

神経変性疾患による認知症

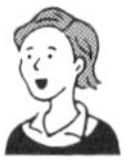

なるほど。ひと口に認知症といっても、いろいろあるんですねえ。

まとめ

認知症の原因となる疾患は70種類以上あるといわれ、主なものは4つ。いちばん多いのが「アルツハイマー型認知症」。

認知症になる人は、この先もどんどん増え続けますか？

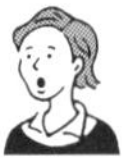

認知症になる人って、どんどん増えているイメージなんですけど……実際、この先も増えていくんでしょうか。

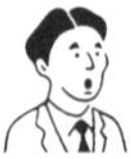

いや、**あまり増えはしない**んじゃないかと思います。

盤整備に関する研究」。
態把握と多元的データ共有システム」。

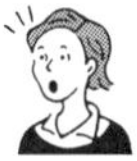

えっ！　そうなんですか？

これについては興味深い調査がありまして。認知症は、一般的には高齢者に多いけど、なかには「**若年性認知症**」といって、65歳未満で発症する認知症もある。で、この若年性認知症の有病率について、2006〜2008年度[＊1]と2017〜2019年度[＊2]に、全国調査をしているんです。

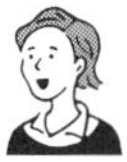

へえ〜！　知りませんでした。

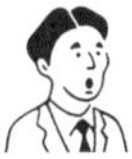

するとね、その2回の調査とも、**有病率がほぼいっしょ**という結果になったんですよ。

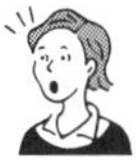

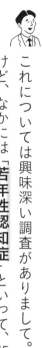

あれっ!?　変わらなかったんですね。

＊1　厚生労働科学研究成果データベース「若年性認知症の実態と対応の基

＊2　東京都健康長寿医療センター研究所「若年性認知症の有病率・生活実

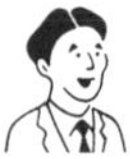

有病率から算出された推定患者数は、2006年のときが3・78万人、2017年のときが3・57万人だったかな。何回やってもこれくらいの割合になるんじゃないかっていわれています。

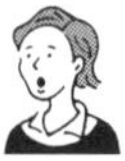

そうだったんだ……。

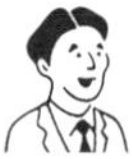

若年性はね。だからまあ、認知症全体も同様で、変わらないでしょう。とはいえ、基本的な**認知症の有病率は年齢とともに上がっていく**とはいえますね。

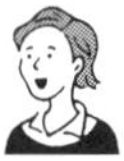

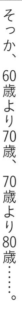

そっか、60歳より70歳、70歳より80歳……。

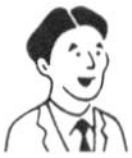

そうです。それは大前提です。日本は認知症の人が多いといわれますけど、それは日本が長寿国だからですよ。高齢化が進んで、かつ、長生きする人が多くて、その人たちが認知症になっていく。

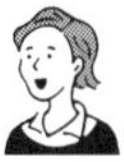

なるほど。そもそも、ご高齢の方々が多いから。

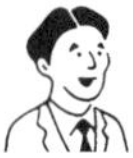

うん。世界的に、**5歳年をとるごとに、認知症のリスクが2倍上がる**というふうにいわれています。2倍、4倍、8倍、16倍っていう感じで、長生きするほど、発症するリスクはボンボンボンと上がっていくわけです。

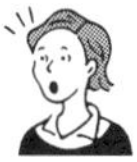

ほお〜! なるほど。

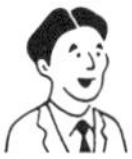

そういう意味であれば、今後もそれなりに増えていくといえるかもしれませんね。

まとめ

認知症になる人が増えるというよりは、年齢とともに認知症の有病率が上がる。年齢が上がれば上がるほど、認知症になるリスクは高くなる。

認知症になると、その人の何が変わるの？

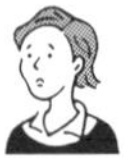

先生、認知症になると、よく「性格が変わったように見える」とかいうじゃないですか。怒りっぽくなるとか……。認知症になることで、その人の何かが根本的に変わってしまうことはあるんですか？

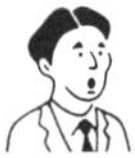

前頭側頭葉変性症など、認知症の原因疾患によってはそのように見えることもあるかもしれません。でも基本的には、認知症になっても**その人の人格の芯は変わらない**といわれています。

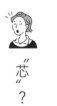

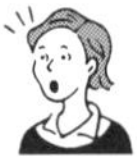

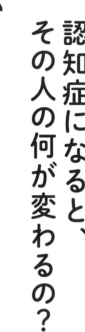

〝芯〟？

そう、芯。「その人らしさ」とでもいうのかな。認知機能が低下して、忘れっぽくなったり、いろいろな症状が出てきたりしても、**本来その人をかたちづくっていたものは、なくなっていかない**ということなんです。

そっかあ……。なんだか安心しました。なくならないんですね。

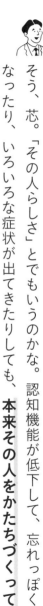

うん。ただまあ、さっき「怒りっぽくなる」とおっしゃいましたけど、これはよくあることで。**認知症になると、怒りんぼうになることが多い**んだよね。

あ、それは本当なんですね？　怒りんぼうになる……。

そう。でも、それにも理由があるんだよ。そうだなあ……。人間って、いろいろな欲がありますよね？

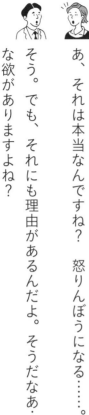

はい。「三大欲求」とかよく聞きます。食欲・性欲・睡眠欲でしたっけ？

そうそう。でね、アメリカの心理学者に、アブラハム・マズローっていう人がいたんだけど、この人が考案した「**欲求5段階説**」っていうものによると、人間の欲求は5つの段階に分けられるんです。

へえー！　はじめて聞きました。どういうものですか？

こう、5つの欲求がピラミッド状になっていて……。いちばん下にあるのは、寝たいとか、食べたいとか、そういう「**生理的欲求**」です。で、一段満たされると、その上の段の欲求を満たそうとするんです。

なるほど？

生理的欲求の上にあるのが、「**安全の欲求**」。身の安全を守りたいとか、そういう欲求ですね。で、三番目、真ん中にあるのが「**社会的欲求**」。その上にあるのが

「承認欲求」。そしてピラミッドのいちばん上が**「自己実現の欲求」**です。

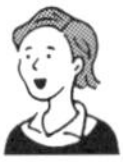

ほほ〜。なんだか上にいくほどハイレベル、高度な感じですね。

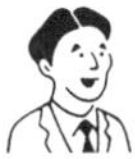

ね？「生理的欲求」や「安全の欲求」は、これはもう原始的な、昆虫であろうと何であろうと、生きものすべてが持っている欲求ですよね。で、**人間に特有なのは、やっぱり上3つの欲求。**「承認欲求」とか、わかりやすいでしょ？「できるやつだと言われたい」とか、「よくがんばったとほめてほしい」とかさ。

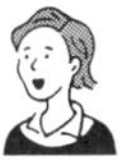

はい、はい。たしかに。大事ですね。

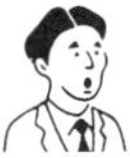

でね、認知機能が低下すると、生活のいろいろなことができなくなっていきますが、でも認知症の人って大概、いわゆる**病識（自分が病気であるという認識）がない**んです。自分が認知症であると自覚できていない。できないことが増えても、忘れっぽくなっても、「私はボケちゃいないよ」と思っているわけです。

なるほど。

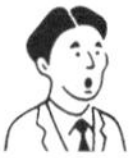

でも、やっぱり自分を見る周りの人の目は変わる。周りの人々は自分に対して、「ボケてしまった」と思っていて、そういう態度で接してくる。そうすると、認知症患者自身からしてみれば、「私のことをおちょくっているな」とか、「みんなして、私のことをどうも信じていないな」とか、そういうふうに感じてしまう……。

まさに、**承認欲求の根本が崩れる**わけですよ。

ああー！　そういうことですか！

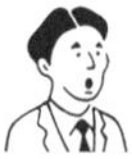

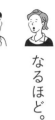

そこで冒頭の、怒りんぼうになるという話につながるんです。**「私のことをバカにしやがって」「子ども扱いしやがって」と、不当な扱いに抗議している**わけです。誰も自分のことを認めてくれない、と。

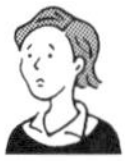

そうだったのかあ。でも、怒るのも無理ないかも。悔しいですよねえ……。

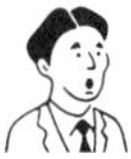

「自分は何ともないのに」と思っているからね。そしてそうやって怒りんぼうになると、本来の、たとえば寛容な人柄とか、温厚な人柄とか、そういうのが隠されちゃうわけです。「性格が変わったように見える」といわれるのは、そのせいです。そもそも**周りの接しかたがよろしくない**。これ、大きな要因です。

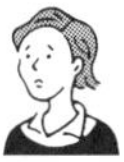

なるほど……。

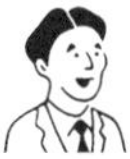

ご本人の持って生まれた人柄とか、これまでに形成されてきた性格はね、認知症になったからってあんまり変わるもんじゃない。これは覚えておいてほしいです。

まとめ

認知症になったからといって、その人の人柄や性格は変わらない。怒りっぽくなることはあるが、それは周りの接しかたが要因になっている場合が多い。

認知症になると、いずれはすべてを忘れてしまうの？

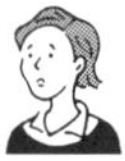

先生、認知症っていうと、やっぱり記憶がなくなるっていうイメージが強くて。これはもう、どんどん悪化していくんですか？　何もかも忘れちゃう日がくるんでしょうか？（なんか悲しいなあ……）

いや、残るものもあるよ。

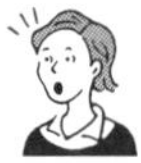

え？　そうなんですか？

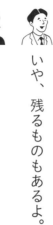

もちろん。いわゆる**手続き記憶**は残りますよ。

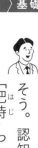

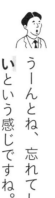

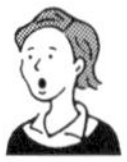
手続き記憶!?　それって何なんでしょう？

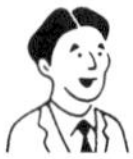
手続き記憶っていうのは、そうだなあ。泳ぐとか、自転車に乗るとか、ピアノを弾くとか……。主に体で覚える記憶ですね。そういうのは残りやすいんです。

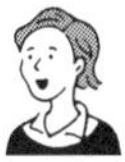
そうなんですね！　じゃあ、忘れちゃうのは、体じゃなくて頭だけで覚えていること……？　暗記とかそういうものですか？

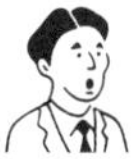
うーんとね、忘れてしまうというよりは、**新しくインプットすることができない**という感じですね。

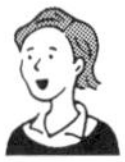
あ、なるほど。新しく覚えられない？

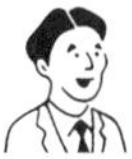
そう。認知症になると、**つい今さっきのことが、頭にとどまらなくなる**んです。「把持《はじ》」っていう言葉があるんですけどね。手へんに「巴《ともえ》」って書いて……。

ハジ……あ、わかった。「把持力」の把持ですね？　ボルダリングとかで指先に必要になる……。

そうそう、あの「把持」です。脳が記憶をキープすることを「把持する」って表現します。認知症になると、**脳の記憶の把持時間がどんどん短くなっていく**んです。昔は何時間も覚えていられたのが、やがて5分になり、1分になり、3秒になり……みたいなイメージですね。

そうか。脳が把持できなくなっちゃって……。

記憶を把持できないから、「今言ったのにもう忘れたの？」みたいなことが起こるわけです。

なるほど。この、記憶の把持力って、年齢とともに低下していったりしますか？

私も若いころより今のほうが、記憶力が衰えたなって感じるんですけど……。

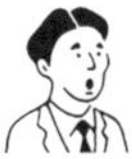

そうですね。ただ認知症になると、もうその程度が違うんですよ。まるっきりダメになってしまうんです。**ちょっとのことでも覚えていられない。**

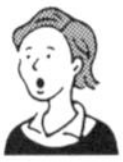

そんなにですか。もの忘れとはどう違うんですか？

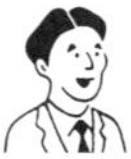

生理的なもの忘れは、ヒントとかがあると思い出せます。認知症になると、覚えたそばから記憶が蒸発してしまうイメージですね。認知症において「記憶が悪い」っていうのはこのことを言っているんです。記憶の把持時間がなくなること。

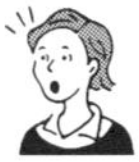

ほほ～。そういう意味かあ。

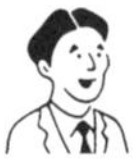

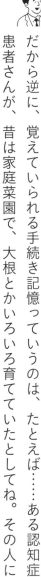

だから逆に、覚えていられる手続き記憶っていうのは、たとえば……ある認知症患者さんが、昔は家庭菜園で、大根とかいろいろ育てていたとしてね。その人に

「どういうふうにやるんですか？」って聞くと、「ああ、土はこういうふうに耕して、肥料は○○がいいんだよ」って、スラスラと答えてくれる。そういう感じです。一生懸命励んだ、結晶化した記憶というのかな。

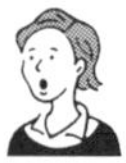

結晶化した（固まった、ってことかな？）記憶……。

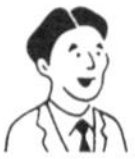

なんて言ったらいいかなあ……。**〝なじみ親しんだ古い記憶〟**とでも言いましょうか。なじみ親しんだ古い記憶は、残るみたいですよ。

まとめ

認知症になると、脳が記憶をキープできる時間（記憶の把持時間）が短くなり、新しいことを覚えるのが難しくなる。でも、なじみ親しんだ古い記憶は残る。

認知症になっても残るのはどんな記憶？

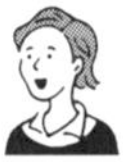

そう思うと、歌だってそうですもんね。昔の歌のメロディーを流すと、ほぼ忘れちゃった人でも少しは歌えるみたいな……。ああいうのも手続き記憶ですか？

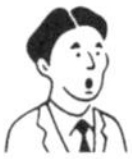

いや、歌は違うみたいなんです。

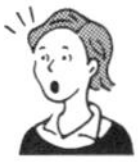

えっ!?　違うんですか？

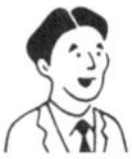

歌はね、**なんでかはわからない**んですよ。でも、メロディーがあると、全部、それこそ3番まで歌えてしまうことが多い。把持時間0秒の人でも。

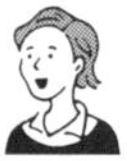

ええ〜、不思議……！

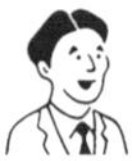

不思議ですよねえ。あの現象はたぶんね、脳の中の、歌を覚えるところが無事だからなんだと思います。

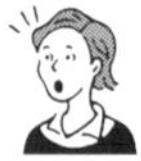

え！　脳の中にそういうところがあるんですか？

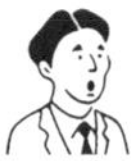

おそらくね。あとこれ、大事なことなんだけど、認知症はよく「消しゴムで消されるようにして記憶がなくなる」っていうじゃない？　少しずつ消されていって、最終的には全部忘れちゃう、みたいな。

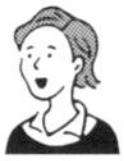

はい。まさにそう思っていました。

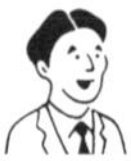

ですよね。でも、さきほど（↓P35図）原因疾患が脳のどこにダメージを与えるかによって、表れやすい症状などが変わってくるとお話ししましたよね。というこ

とは、**ダメージを受けるところもあれば、ずっと無傷なところもある**というわけです。たとえばアルツハイマー型認知症の場合、脳にある後頭葉っていって、ものを見るところは、ほぼ無傷であることが多いです。

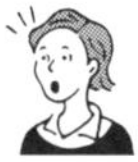

へえー！　たしかに、認知症になって目が見えなくなるって、あんまり聞いたことがないです。

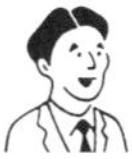

ね？　**一律に脳の全部がダメージを受けるわけじゃない**んです。逆に、レビー小体型認知症みたいに、後頭葉がダメージを受けやすい疾患の場合は、錯覚や幻視が起こることがあります。ありもしないものが見えてしまう。

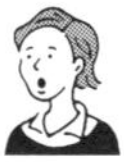

錯覚や幻視……。そうか、ものを見るところが障害されてしまうから。

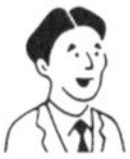

そう。だから歌に関しても、覚えていられるのは、その部分の脳が無事というか、何かあるんだろうなと私は思うわけです。

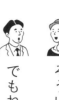

そういうことなんですね。奥が深いですねえ……。

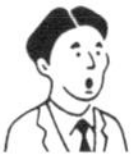

でもね、最近びっくりしたことがあって。中等度の認知症……認知症がそこそこ進行している患者さんがいるんですが、その人の奥さんが感動して言うには、「主人が新しい歌を覚えた」と。毎日毎日、車の中で聞いているうちに。

えっ！　それってすごくないですか⁉

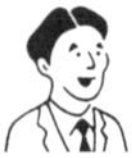

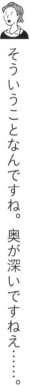

すごいよね。まあ、歌は手続き記憶とはいえないんだけれども、もしかしたら似たような部分はあるのかもしれない。**何度も繰り返して、オートマチックになるまでやることで定着する記憶が、手続き記憶**ですからね。自転車に乗れるようになったときとか、そうでしょう？　転んで転んで、でもいつの間にか転ばずに進むようになって。手続き記憶とはまさに、ああいう過程を経て得るものです。

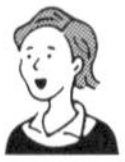
たしかに。そっかあ……その奥さま、うれしかったでしょうねえ。

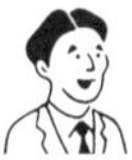
まあ、歌を歌えるからといって、認知症の症状がよくなったとか、そうとはいえないのがもどかしいんですけどね。でも、全部忘れるわけじゃない。新しく覚えられることも、なくはないというわけです。

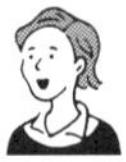
なるほど。

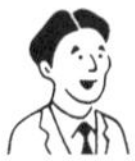
あとは、今「手続き記憶」についてお話ししましたけど、記憶にもいろいろな種類があってね。次ページで説明する「陳述記憶」と「非陳述記憶」、つまり、**言葉で言えるか言えないか**という分けかたもあれば、**記憶を把持できる時間の長さ**による分けかたもあって、おもしろいんですよ。

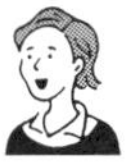
へえ〜、興味深いです！

記憶の分類

言葉で言えるか、言えないかで分ける場合

陳述記憶（言葉で言える）	非陳述記憶（言葉で言えない）
エピソード記憶 「私は昨日○○をした」など、過去に体験した出来事の記憶。	**手続き記憶** 自転車の乗りかた、泳ぎかたなど、体で覚えている記憶。
意味記憶 ものの名前や言葉の意味についての記憶。 など	**プライミング** 意図せず覚えた（刷りこまれた）潜在的な記憶。 など

記憶を把持できる時間の長さで分ける場合

記憶の把持時間 →

即時記憶	近時記憶	遠隔記憶
「今から言う数字を復唱してください」など、覚えた直後に再生できる記憶。	「今朝食べたもの」「数時間前に聞いた話」「先週見た映画」など、数分〜数日前の記憶。	「3年前の引っ越し」「中学生のときに行った修学旅行」など、近時記憶より前の昔の記憶。

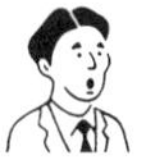

あともう一つ。いわゆる**〝五感〟も記憶**ですよね。味とか、匂いとか、見たものの形態とか、触ったものの手触りとか……。いわれてみれば全部記憶でしょ？　普段みんな、考えないと思いますけど。

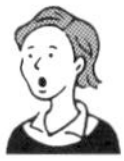

たしかに、記憶ですね。なんていうか、過去の経験の？

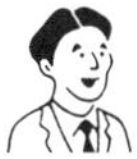

そう、**過去の経験に基づく、体感的な記憶**。これはね、認知症になってもわりと残るんです。脳の中に、それぞれが蓄積される部位があるんです。

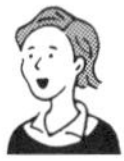

なるほど……！　意識したことがなかったです。

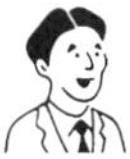

ね？　たとえば、視力が衰えても、ものを触って「これは布だね」とか、「これはプラスチックじゃないか」と言い当てられる。これは、**触覚**の記憶ですよね。

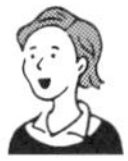

はい。

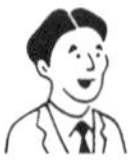

嗅覚も同じで、香りをかいで「今日はカレーだね」「コーヒーの香りがするね」とわかるし、あと、**味覚**も。目隠しをしてカレーライスを食べても、「これはカレーライス！」と答えられるんじゃないかな。

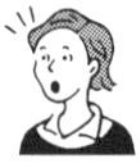

ああ、たしかに、間違えなさそう。

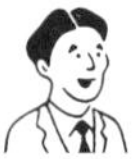

あとは、**聴覚**。声とか音の記憶は、認知症になってもけっこう残りますよ。「もしもし」って電話をかけたら、「おう、次男か」って返事をしてくれる、とかね。まあ、認知症が進んでくるとそのうち「あんた誰ですか？」って言うかもだけど。

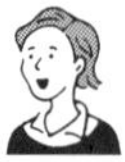

そうか、声は残りやすいんですね。ちょっとうれしいです。

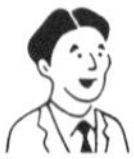

そう考えると改めて、全部忘れるわけではないってわかるでしょう？　さきほどあなたもおっしゃいましたが、奥が深いんです、認知症って。

まとめ

記憶の種類はさまざまあり、手続き記憶以外にも残りやすい記憶がある（五感など）。脳のどこにダメージを負うかによっても、残る記憶は異なる。

認知症になったら、周りの人はどう対応すればいい？

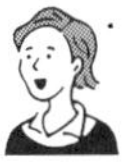

先生、さっき「性格が変わったように見えるといわれるのは、そもそも周りの接しかたがよくない」っておっしゃいましたけど、認知症の人に対して、周りの人はどう接するといいんでしょうか？　心構えが知りたいです。

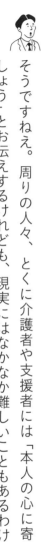

そうですねえ。周りの人々、とくに介護者や支援者には「本人の心に寄り添いましょう」とお伝えするけれども、現実にはなかなか難しいこともあるわけです。支

える側だって、親や家族が認知症になったら、戸惑ってしまうでしょうからね。

うっ、たしかに……。私、もし親が認知症になって、それをきちんと受けとめて本人に寄り添えるかっていわれたら……すみません、自信がないです。

大丈夫、それが普通です。大切なのは……さっき、欲求の話をしましたよね？

はい。「承認欲求」とか「安全の欲求」とか。

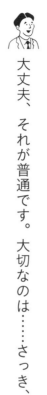

そういう、**人間であれば誰しもが持つような欲求を、傷つけない**ことです。

欲求を傷つけない……（なんかハードルが高そうだな）。

もっと簡単に言うと、**本人が嫌がることはしない**ということですね。

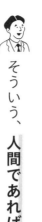

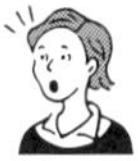

なるほど！（あれ、ハードルがちょっと下がった気がする）

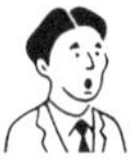

たとえばね、認知症が進むと、お風呂に入れられたりとか、おむつが必要な人なら、それを替えられたりとか、そういうのを本人がすごく嫌がることがあります。それこそ、介護者をなぐったり、けったりして抵抗する。あれは、さきほどお話しした欲求のうち、**安全の欲求が脅かされた**と本人は感じているからなんです。

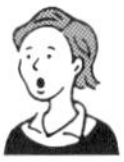

身の安全を守りたいっていうこと？

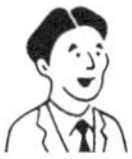

そうそう。お風呂もおむつ交換も、〝裸〟という、無防備な状態にされますよね。本人からしてみればもう、**恐怖でしかない**わけです。「裸になんかなりたくないのに」「私をどうする気だ！」と。

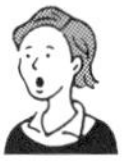

そうか、身ぐるみをはがされるみたいな……怖くなっちゃうんですね。

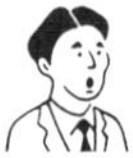

そうです。だから、本当にもう、力ずくで暴れる人がいっぱいいますよ。

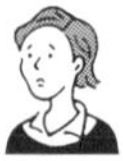

そうなんですね。でももし私が介護する側だったとして、お風呂を嫌がられたら「そんなんじゃ汚いでしょ！」って、強引に入れようとしちゃいそうです。

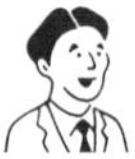

そうそう、そうなんですよ。とくに在宅介護で家族が介護者だと、きっとそう思うんです。よかれと思ってね。「そのほうがすっきりするじゃない」とか、「ウンチがついたままじゃ嫌じゃない」とか。

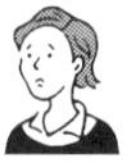

はい……（言っちゃいそう）。

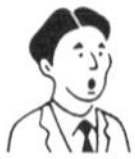

かといって「ウンチがついていてもしょうがない、本人が嫌がるならやめておきましょう」と言いたいわけでもないんですよ。本人の言うがままにして、皮膚が炎症を起こしてもいけないですし。

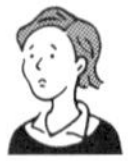

たしかに。お風呂も入ってほしいし、おむつも替えさせてほしいです。

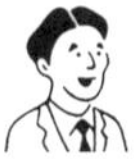

だからね、**「本人が嫌だと言っている以上、嫌なんだ」と、まずは受けとめる**こと。そのうえで、それをどう躱《かわ》すか。お風呂やおむつ交換に応じてもらうにはどうすればいいかという、**具体的な方法論に置き換えればいい**んです。

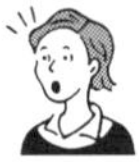

ほお〜、なるほど。

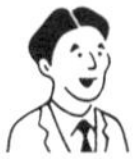

大切なのは、**「説得」よりも「納得」**です。「私は今から、本人が嫌がることをやらなくてはいけないのだ」と、まずこっちが理解する。そのうえで、本人が納得して「いいよ」と言いやすくなるよう、おぜん立てをするというかね。

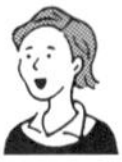

あ、なんだかスッと入ってきました。説得より納得……！

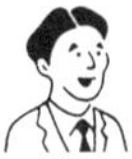

まあ、やってほしいことをわかりやすく説明したり、きっかけをつくったりして、

結果オーライになればいいんです。

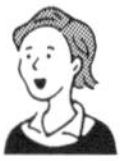

そっかあ。じゃあたとえば、本人をとりあえずお風呂場に連れていって、何かの拍子に服にシャワーをかけちゃって、「着替えたほうがよくない？　ついでに体も洗っちゃう？」とか？

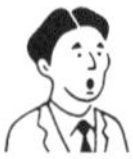

うーん、やや無理やり感はありますが、ありといえばありでしょうね。

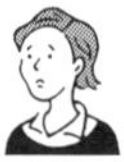

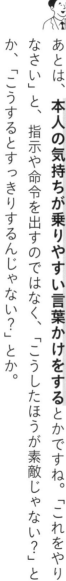

……（先生の表情、ちょっと微妙……）。

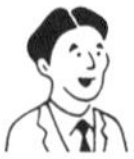

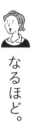

あとは、**本人の気持ちが乗りやすい言葉かけをする**とかですね。「これをやりなさい」と、指示や命令を出すのではなく、「こうしたほうが素敵じゃない？」とか、「こうするとすっきりするんじゃない？」とか。

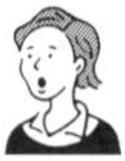

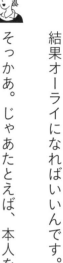

なるほど。

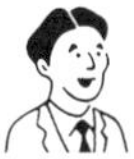

子どもに何かを諭すとき、「かっこいいお兄さん・お姉さんはこうしているよ」と伝えたりしますよね。もちろん、認知症である相手は大人で、多くは自分より年上の方々です。子ども扱いは失礼ですからしませんが、ニュアンスはそれに近いです。

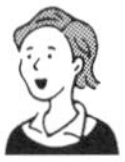

はは～……。言葉遣いもですが、接しかたが本当に大事なんですね。

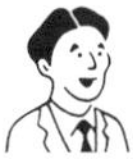

そういうことです。**まずは、本人の気持ちを知ってください**。そこから先は、ケース・バイ・ケースで、一律にこうしたらOK！という案もなかなかないんですが、ヒントとなるものはいくつかありますから。このあとのページでお教えしますね（↓PART2）。

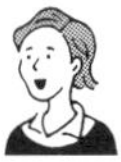

ありがとうございます！（ちょっと自信がついてきたかも……！）

まとめ

認知症の患者さんの嫌がることをしない。これが、認知症の人への接しかたの基本。相手を説得するより、相手に納得してもらうことを心がける。

認知症になったら、施設に入ったほうがいいんですか？

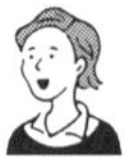

認知症になると、ゆくゆくは施設に入る、っていうイメージがあるんですが……すみません、そもそも施設ってどういうもので、どういうときに入るんですか？

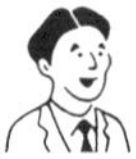

まずはね、**介護保険**の制度について、その仕組みを最低限知っておいたほうがいいですね。

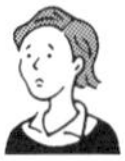
あのー……先生、私、介護保険料が毎月の給料から差し引かれているのは知っているんですが、それがどういうものなのかよくわかりません……。

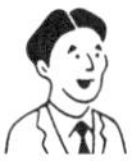
まあ、大体はそうです。現に、私のクリニックに来られる患者さんとご家族で、「聞いたことはあるけどよくわかりません」という人は、けっこういらっしゃいますよ。

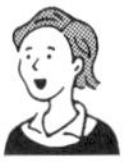
そうなんですね（ホッ）。

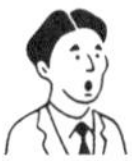
でも、**認知症になったら、ましてや症状がけっこう進んでいるような場合はまず勧めます**ね。「すぐに介護保険の利用申請をしてください」と。

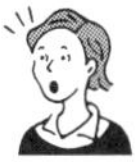
あ、そもそも介護保険を使うには申請が必要なんですね？

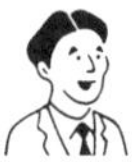
そうです。介護保険の申請の手順や使いかたは、**お住まいの自治体の役所の「高**

齢福祉課」とか「介護保険課」などといった窓口や、**地域包括支援センター**でいろいろ教えてくれますから、まずはそこへ行くことです。

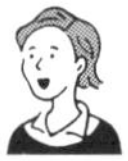

なるほど（そうなったときはすぐに行こう）。

認知症のご本人が一人暮らしだったり、家族と住んでいても、その家族が日中はほとんど家にいなかったりする場合も同じです。たとえ症状が軽くても、介護保険を使ってさまざまなサービスを受けてほしいですね。

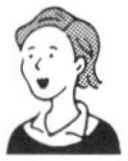

そっか、認知症になって独居状態っていうのは心配ですよね。

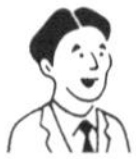

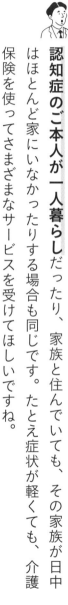

訪問介護といって、ホームヘルパーさんに家まで様子を見にきてもらうサービスとか。**デイサービス**もいいですね。日中は介護施設で過ごして、夕方家に帰ってくるというものです。

デイサービス、よく車で高齢者を送迎しているのを見かけます。あれも介護保険で利用できるんですね。

そうです。まあ、どのサービスもいろいろと利用条件だとか、かかる費用だとか、そういうのがありますのでね。どんなサービスが使えるのかも含めて、まずはそのあたりのお話を、役所や地域包括支援センターで聞いてみてください。

わかりました……!

そして冒頭のお話に戻りますが、いわゆる〝施設〟と呼ばれるものには、いろいろと種類があるんです。ざっくり言うと、**公的な施設と民間の施設**がある。特別養護老人ホーム、いわゆる「**特養**」とか聞いたことないですか?

あ、なんとなーくですが。

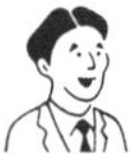

あちらは公的な施設に分類されます。施設に住みながら、介護保険を使ったサービスが受けられる。特養に関していえば、終《つい》の住《す》み処《か》にもなりますね。公的施設なので費用も抑えやすいです。ただ、要介護度が高くないと入れないのと、**入所希望者が多くてすごく待ちます**。数年待つこともありますね。

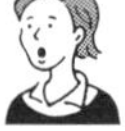

数年待ち……！（ゴクリ）

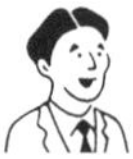

いっぽう、民間施設は「**有料老人ホーム**」とか、サービス付き高齢者向け住宅、いわゆる「**サ高住**」などのことをいいます。特養などと比べると比較的入りやすいですが、入居金がかかるところもあるなど、**費用は割高になりやすい**です。

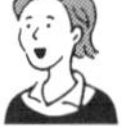

なるほど。費用面で異なるんですね。

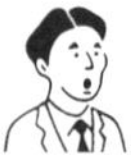

そう。ただ、認知症の症状など、本人の状態によってはそもそも入居できないところもあるので、注意が必要です。各施設のホームページなどを一度ご覧になっ

てみるといいですよ。

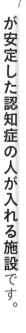

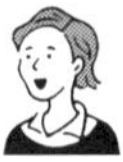

わかりました、見てみます（そういえば、「入居者募集中」ってのぼりが出ているところがあったなあ……あとで調べてみよう）。

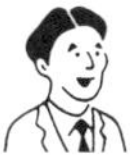

認知症の人の場合は**「グループホーム」**という選択肢もありますね。**比較的症状が安定した認知症の人が入れる施設**です。

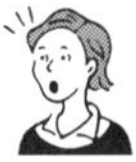

あ、聞いたことがあります。むしろ、施設っていうとグループホームのイメージでした。

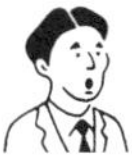

ただ、グループホームは共同生活の場なので、重度の認知症の人が入れるかは施設によります。こちらも事前に確認が必要ですね。今お話ししたことをまとめると、こういう感じです（↓次ページ図）。

介護施設の主な種類

要介護の人が入れる

公的な施設

特別養護老人ホーム（特養）

要介護の人向けの生活施設。入所希望者も多く需要が高い。

介護老人保健施設（老健）

主に病気やケガのリハビリが目的の施設。退所が前提。

介護医療院

介護と長期的な医療の両方が必要な人向けの生活施設。

軽費老人ホーム

老人福祉法で定められた公的施設。いくつか種類がある*1。

民間の施設

グループホーム（認知症対応型共同生活介護）

症状が安定した認知症の人が対象。地域密着型で、その地域に住む人が利用できる。

有料老人ホーム

基本、65歳以上の高齢者が対象。サービス内容は施設によって異なる*2。

サービス付き高齢者向け住宅（サ高住）

基本、60歳以上の高齢者が対象。安否確認と生活相談のほか、オプションで多様なサービスを実施している*3。

＊1　自立した人向けの「A型」「B型」「ケアハウス」などのタイプに分かれ、要介護の人向けの施設もある。
＊2　自立した人向けの「健康型」「住宅型」、要介護の人向けの「介護付き」など。
＊3　有料老人ホームと同じく、介護サービスが受けられる施設もある。

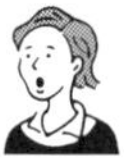

なるほど〜。いろいろあるんですねえ。

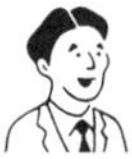

そうなんです。まあ、施設というのは、本人が自宅で生活を続けることが難しくなったときに浮かぶ選択肢ですが、**入りたいときに入りたいところへすぐに入れるとは限らない**のが現状です。なので、訪問介護とかデイサービスとか、施設に短期間だけ入所できる**ショートステイ**とか、そういうものをうまく併用していくことが大事です。

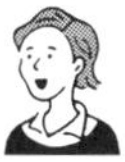

わかりました。もう、認知症になったら施設！　ではなくて、必要に応じて介護サービスを使い分けていけばいいんですね。

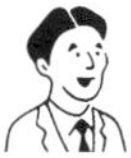

そういうことです。介護は長期戦なので、介護する側の負担が大きいと、いつかつぶれてしまいますから。介護サービスはどんどん使いこなしてほしいです。まあ、ざっくり言うとこんな感じですね。

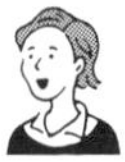

ありがとうございます。なんか、そういう頼れる場所とかサービスとかがあるって思ったら、ちょっと心が軽くなりました。

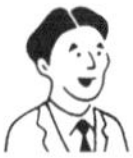

それならばよかったです。では、次の章からは、認知症の具体的な症状についてお話ししていきましょうか。

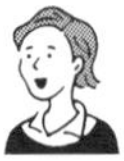

はい、よろしくお願いします！

まとめ

施設への入所は、あくまでも数ある選択肢の一つ。家にいながらにして使える介護サービスなども利用して、介護する側の負担を減らしていくことが大切。

PART 2

症状編

認知症が進むとどうなるんですか?

よく「同じことを何回も言う」とか、
「ごはんを食べたのに『まだ?』って
催促される」とか聞くけど……。
生活はどうなっちゃうんだろう?

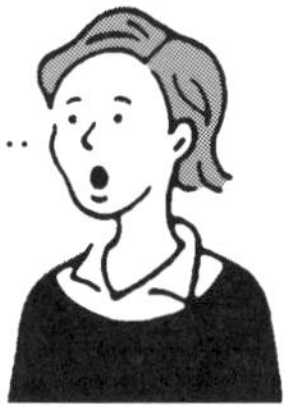

「認知症が始まったかも」と感じるのはどういうとき？

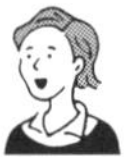

先生、さっき「認知症の人は病識（自分が病気であるという認識）がない」って言われたじゃないですか。でも、周りはなんとなく気づきますよね？　どういうときに「もしかして認知症かも？」と思うんでしょうか。認知症のサインとか……。

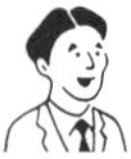

いわゆる、認知症の診断基準っていうのはあるんだけど、**周りがいつ気づくかは個人差が大きい**ですね。認知症がどの原因疾患によって起きているかにもよるし、人によって症状の表れかたが異なるので。ただ、初期の異変として多いのは、**今やろうとしていたことがわからなくなる**とかですね。

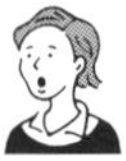

今やろうとしていたこと……たとえば、「2階に何かを取りに来たんだけど、その

何かを忘れちゃった」とかですか？

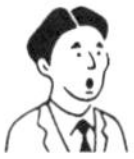

いや、そんなかわいいやつじゃないです。そうだなあ……「切符を買って新幹線に乗っているけど、私はどこに行くんだ？」みたいなことです。

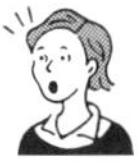

ええっ!? それってもう、かなり大ごとじゃないですか。

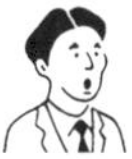

まあ、これは記憶に関する症状の表れかたで、極端な例ですが。つまりそういう**「まさか、そんなことを忘れたの？」という忘れかたをする**ことが多いと。

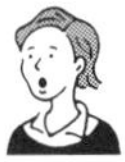

なるほど……。

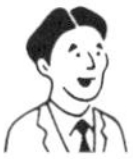

あとは、たとえば1週間前に甥っ子の結婚式に出席したとしても、そのことを、まるっと忘れているとか。「そんなことあったか？」っていう感じでね。

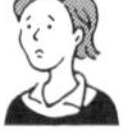

それ、家族からすると「本当に覚えてないの?」ってなりますね。「ついこのあいだのことじゃん!」って。

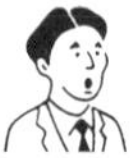

そうそう。あとは逆にね、「**せん妄**」といって、意識障害の一つなんですけど……意識障害っていうと、呼びかけてもウンともスンとも言わないような昏睡《こんすい》状態をイメージするかもしれませんが、せん妄はそれよりもう少し、程度の軽い状態。日中はぼんやりしているんだけど、夕方から夜にかけて悪化して、大声を出して騒ぐとか、いろんなパターンがある。〝**ボケもどき**〟とでもいうのかなあ。

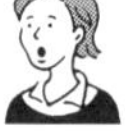

ボケもどき……。もどき、ってことは、ボケちゃったわけではないんですね?

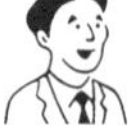

そう。せん妄は一過性なので、もとに戻るんですよ。ただ、一見ボケてしまったように見えるから、**認知症と非常に間違えられやすい**。でね、**認知機能が低下しているとせん妄を起こしやすい**んです。高齢者の場合、1泊2日の検査入院で生活環境が変わるだけでも、せん妄が起きたりする。そして認知症の人もせん

妄を起こしやすい。だから、認知症との見極めが必要という意味で、これらは周りも知っておいたほうがいいですね。

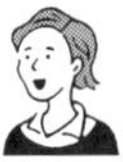

なるほど。記憶障害とかせん妄とか……そういうのをきっかけにして、周りの人は「もしかして」と思うようになっていくんでしょうか。

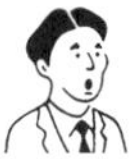

うん。ただね、ご家族の多くは、最初から「認知症かも？」とは思わないんです。**その考えが頭の中をよぎっても、ご自身の中で否定される**人が多い。「年をとればそういうこともあるよね」と。

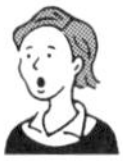

相手が何か決定的なことを忘れちゃったり、それでいろいろと失敗しちゃったりするのを見て、「あれっ？」って思っても？

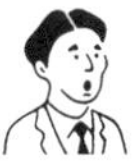

そう。**誰だって「自分の家族が認知症になった」とは思いたくない**ですからね。年のせいにしたりして、ご自分をなんとか納得させようとするんです。

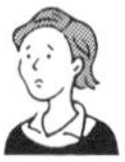

なるほど……たしかにこれまでの姿を知っているからこそ、「そんなことない」って思いたいですよね。っていうか、私もたぶんそう思いこむ気がします。

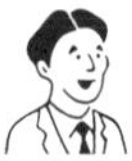

ね？　ただ、何も対策を打たないでいると、認知症の患者さんご本人も、家族をはじめとする周りの方々も困ってしまいます。だから、**症状に対する具体的な対応のヒントを知っておく**ことは大切です。症状に関していえば、記憶障害というのはほんの一例で、認知症はそれに付随して、さまざまな症状が起こります。私のクリニックの認知症外来でよく見聞きする症状について、これからいくつかお話ししますね。

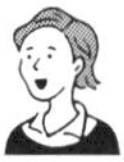

はい、お願いします！

まとめ

認知症の症状の表れかたは人により異なる。一般的には「まさか、そんなことを忘れたの？」という忘れかたをきっかけに、発症が疑われるケースが多い。

不安・心配からくる症状①

どこへ行くにもぴったりとついてくる

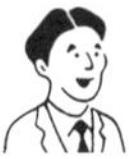

たとえばね、認知症の人は、家族とかいっしょに暮らしている人がどこかへ行こうとすると、その後ろをぴったりとついていこうとすることがあります。これを私は「**シャドーイング**」と呼んでいます。

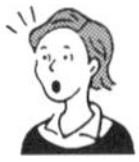

へえ〜！　そんな症状……というか、行動をすることがあるんですね。

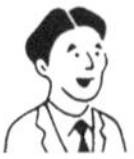

そうです。ある程度認知症が進むと出てくることがあるんですが、まあ、ご本人のもともとの性格によっては、もっと早い段階で表れる人もいますね。

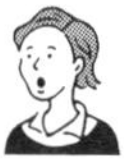

性格？　どういうことですか？

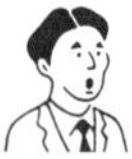

たとえば、**神経質で、もともと不安を抱きやすい人**っていらっしゃいますよね。誰かに頼っていないといられないというか。そういう人は、認知症の初期であっても、この症状が出ることがあります。

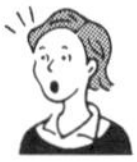

そうなんですか！　でもなんでついていこうとするんですか？

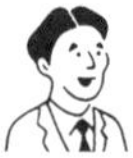

要するにね、**不安で、一人ではいられない**わけです。あるいは、自分一人では何ごとも決断できない。一人取り残されたくないからついていくし、自分が出かけるときも家族についてきてもらって、何かあったら「あなたがやって」と。

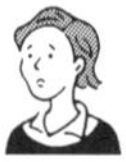

そういうことですか……。でも、家族からしてみれば、どこに行くにもついてこられちゃうと、「もう！」ってなりそうですね。

シャドーイング

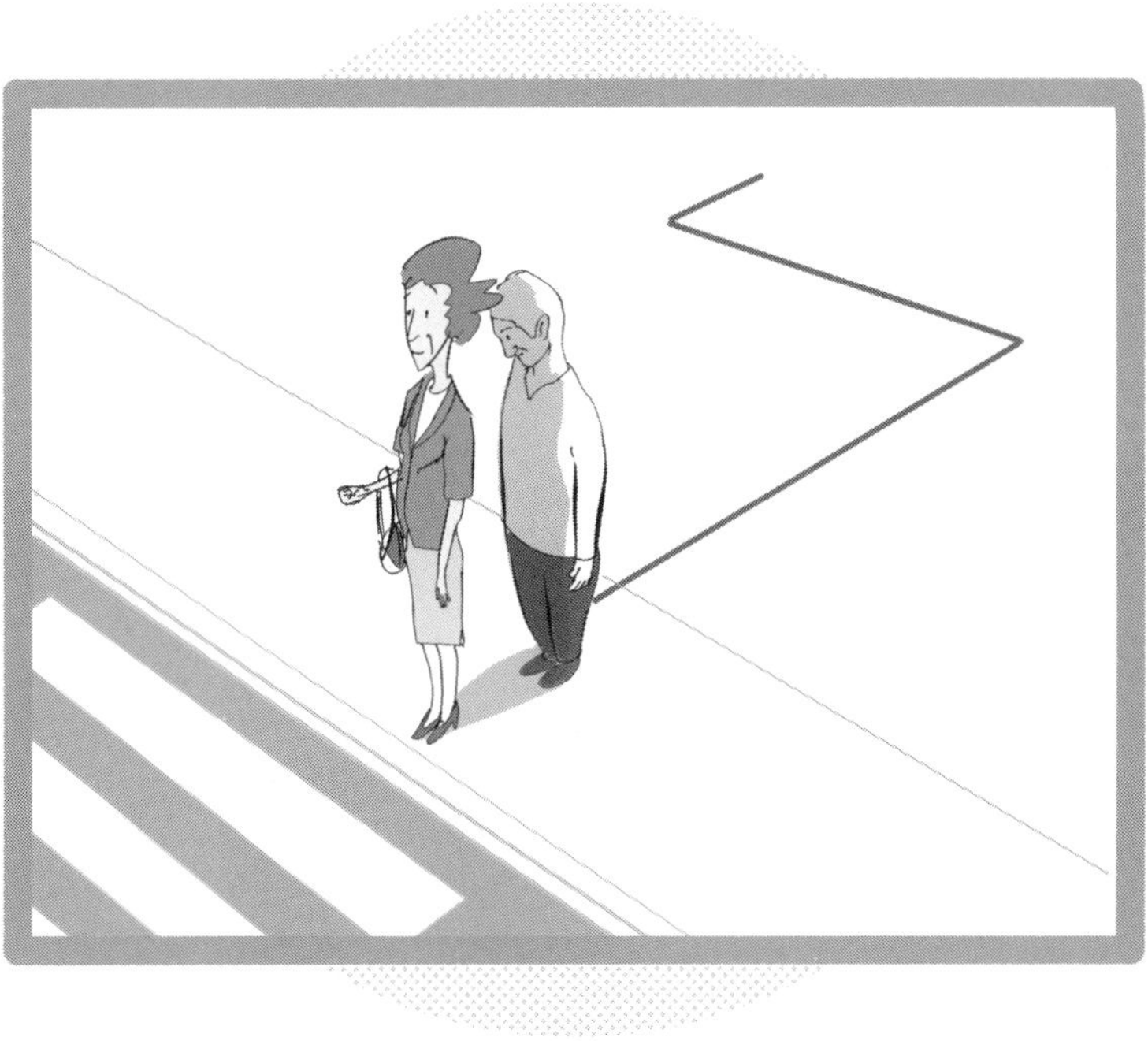

誰かに頼っていないと不安で、一人でいられない。介護者がどこかへ行こうとすると、その後ろをぴったりとついてくる。

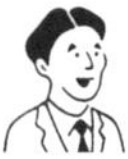

そうなんですよね。ただ、対応のしかたとしては、**なぜ相手がそういう行動をとるのかを、まずは理解する**ことが大切です。

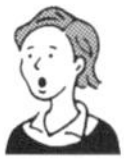

えーっと、「この人は今不安で、一人でいられないんだな」って？

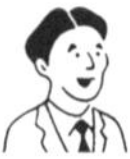

そうです。根源にある理由を知ったら、こちらの捉えかたも「用もないのについてくる」じゃなくて、「不安だからついてくる」に変わりますから。そのうえで、もしこちらが急いでいなければ、相手がついてこようとしたら、**「いっしょに行く?」と受けとめてあげる**のがいいと思いますよ。

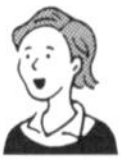

なるほど……！

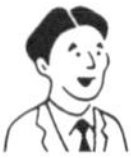

忙しいときは難しいかもしれませんが、そのときはその事情をわかりやすく説明するとかね。相手が自分についてこようとする理由というか、その**背景を理解していれば、声かけのしかたも変わってくる**と思いますよ。

対応のヒント

急いでいないなら「いっしょに行く？」でOK。相手が不安で、一人でいられないことをまず理解しよう。

不安・心配からくる症状 2

同じような内容で何回も電話をする

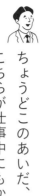

ちょうどこのあいだ、認知症の患者さんのご家族からあったご相談なんですがね。こちらが仕事中にもかかわらず、**認知症である相手から何回も何回も、同じ内容で電話がかかってくる**と。これもよくあることです。

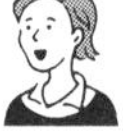

それって、相手から電話がかかってきたときに、こちらが何かしら答えるじゃないですか。でも、相手は認知症によって、その答えてもらった内容を忘れちゃうから、また電話をかけちゃう……っていうことですか？

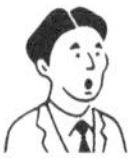

それもあるんですが、これはさきほどのシャドーイング（→P83図）の話にも通じていてね、不安や心配からくる症状といえます。要するに、**不安とか心配という気持ちは、非常にパワーが強い**わけですよ。

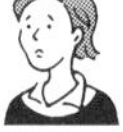

あ、わかる気がします。モヤモヤした気持ちって、けっこう長いこと胸の中を占領するというか……。

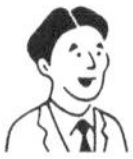

でしょう？　たとえばね、認知症になった親と同居しているとします。仕事中に、自分の携帯に親から「今日はいつ帰ってくるんだい？」と、電話がかかってきた。こちらが「夜の8時には帰るよ」とか、伝えたとしますね。

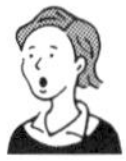

はい。

でも、そもそも電話をかけてきた背景に、「過去に近所で物騒な事件があった」とか、**何らかの心配ごとが強烈に根づいている**と、本人としては「息子が帰ってこない。何かあったんじゃないか。心配だ」っていう気持ちが、息子が帰ってくるまでずっと残るわけです。で、また「いつ帰ってくるんだい？」と電話する。「8時だよ」と伝えられる。また電話する。その繰り返しになる。

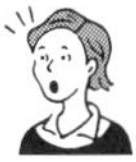

あ～！　なるほど、状況が浮かびました。

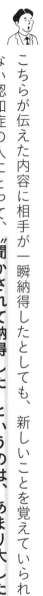

こちらが伝えた内容に相手が一瞬納得したとしても、新しいことを覚えていられない認知症の人にとって、**〝聞かされて納得した〟というのは、あまり大した意味をなさない**。「あっそう」で終わっちゃう。そのいっぽうで、不安とか心配といった、胸騒ぎのようなものは強いので、解消されずに残るんですよ。

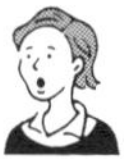

そういうことかあ。それで、衝動的に電話をかけちゃう？

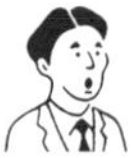

いや、そういうことじゃなくて、不安とか心配っていうのは、ある意味、非常に根源的な、人間の感情というか……その人の**行動を規制する、非常に大きな感情の表れ**なわけでしょう？　喜びやうれしさのようなものはわりとすぐにおさまるけど、不安とか心配とか、憎しみとかは、なかなか消えないわけです。

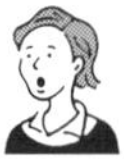

なるほど、たしかに。

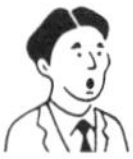

そしてさきほどあなたもおっしゃったように、せっかく教えてもらっても、**教えられたっていうことを忘れる**から。不安、心配、恐怖が、ずっと胸の中に、根源的に残っていて、そのせいでまた電話してしまうと。そういう感じです。

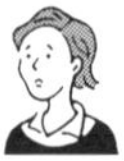

不安の火がついちゃったらもう、どうにもならないんですね。

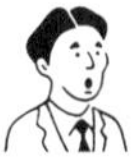

そういうことです。回答を聞いた瞬間は納得するけど、やっぱり、不安や心配は強く残るんでしょうね。正直なところ、これを止めるのはなかなか難しいですね。

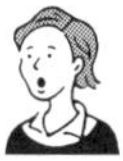

そうやって、もし認知症である相手から電話をもらったとしたら、どうしたらいいんでしょう？　何回も電話されたら困りますもんね、こっちは。

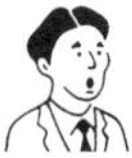

困ると思います。「仕事に支障が出るからやめてくれ！」って、電話口で怒ったり。でもまたかかってくる。そのうち「何回言えばわかるんだ、バカやろう！」ってケンカになったりね。ご家族からすれば、その反応が普通です。

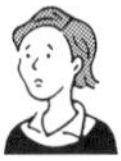

ひええ。でも、そうなるのも無理ないですよねえ……。

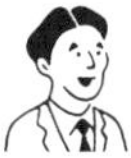

だからね、対応のヒントとしては「不安だから電話してくるんだ」ということをまず理解して、そのうえで、簡単に答えられることであれば、「そこに紙があるかい？」って聞いて、**「『○○は今日夜8時に帰る』って書いておいてくれよ」**と。

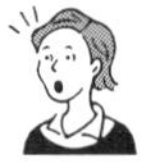

なるほど！

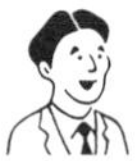

その紙をコタツの上なり、テーブルの上に置いておいて、と。それでもし電話がかかってきて、「いつ帰ってくるんだい？」って言われたら、「テーブルの上を見てみて。じゃあね」って感じに。

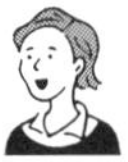

そうか、視覚に訴えるんですね。

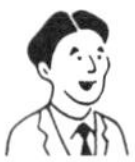

そう。自分で書いた字ですから、多少は納得しやすいかもしれない。あとはもし書いてもらうなら、見つけやすいよう、大きな紙がおすすめですね。

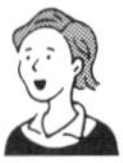

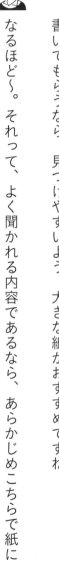

なるほど〜。それって、よく聞かれる内容であるなら、あらかじめこちらで紙に書いて、見えやすいところに貼っておくのもありですか？

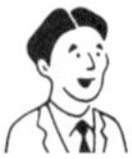

ありです。まあなんていうか、電話がかかってきたときにさ、「いや、だからさっきも言ったでしょ？　あの話でしょ？　わかんないの？」って言うよりも、もう淡々と「テーブルの上に自分で書いたのがあるでしょ？　それを見て」のほうが、**まだしも腹が立たない**んじゃないかな。

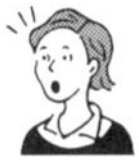

はは〜……！　たしかに。まだ対応しやすい気がします。

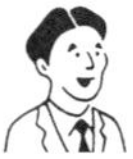

認知症介護は、どうしたって根気勝負になりがちですので。〝まだしも〟という感覚、気分がご家族には大事です。「その日暮らしの精神」という言葉もありますからね。

対応のヒント

何度も電話をかけてくるのは、不安・心配がぬぐえないから。聞かれやすい内容がわかっているなら、紙に書いて、本人の見えるところに置いておこう。

不安・心配からくる症状③

誰にでも調子のいいことを言う

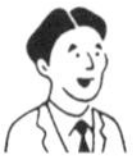

不安や心配からくる症状で、これもしょっちゅう聞くんですが……誰に対しても調子のいいことを言う。何を言われても「わかった」と全部ＯＫしちゃうとか。

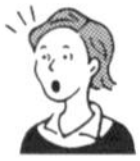

そんなことがあるんですね！　でもそれだと、予定がバッティングしそう……。

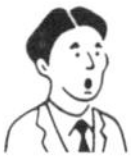

そうなんです。その結果がね、ちょっとした予定のバッティングならまだいいんだけど、最近では**遺産相続時に問題になってくるケースがすごく多い**んです。

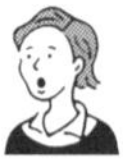

遺産相続（ドラマとかでよく見るやつだ……）。

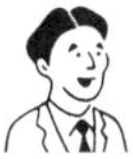

たとえばね、長男には「おまえのところの嫁には世話になっているから、おまえにはいっぱいやるからな」と言い、次男には「おまえには若いころ苦労させたな。大変だったよな。せめてちゃんと金を残すからな」と言い、末っ子には「おまえも家族を養っていくのは大変だろう。ちゃんとやるからな」などと、それぞれの状況で、それぞれにいいことを言ってしまうんですね。

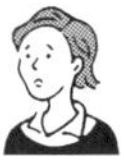

うわあ、それは、もめそうですね。

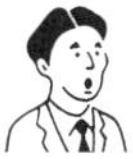

うん。いよいよその人が亡くなって、相続が発生すると、子どもたちの主張が食い違うわけです。で、ケンカになって……こういうの、本当に多いんですよ。

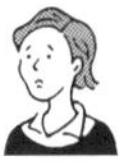

……（ドラマの世界だけの話じゃないんだ……）。

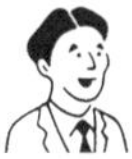

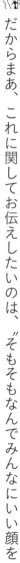

だからまあ、これに関してお伝えしたいのは、〝そもそもなんでみんなにいい顔を

しようとするのか〟というのを知っておいたほうがいいってことです。これはね、記憶が悪いがゆえに、**先約を覚えていられない**というのもあるんだけど、そもそもは**不安・心配が根源にある**んだと思います。

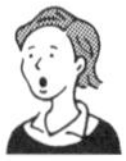

不安や心配？　どういうことですか？

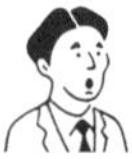

認知症の患者さん自身は、ときに認知症だという自覚がなかったり、認めようとはしなかったりするんだけど、生活の中で失敗することが増えたとか、「どうも忘れっぽくていけないなあ」というのは、薄々感じてはいるんです。すると、**この先、自分一人では不安だ**と感じるわけです。誰かの助けなり、援助がいると。

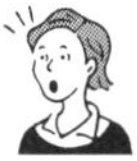

なるほど！

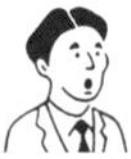

助けてもらうにはどうしたらいいか？　ということで、周りにいい顔をするわけです。こびるというか、相手を立てる。嫌われないようにする。もう本能的に。

誰にでも調子のいいことを言う

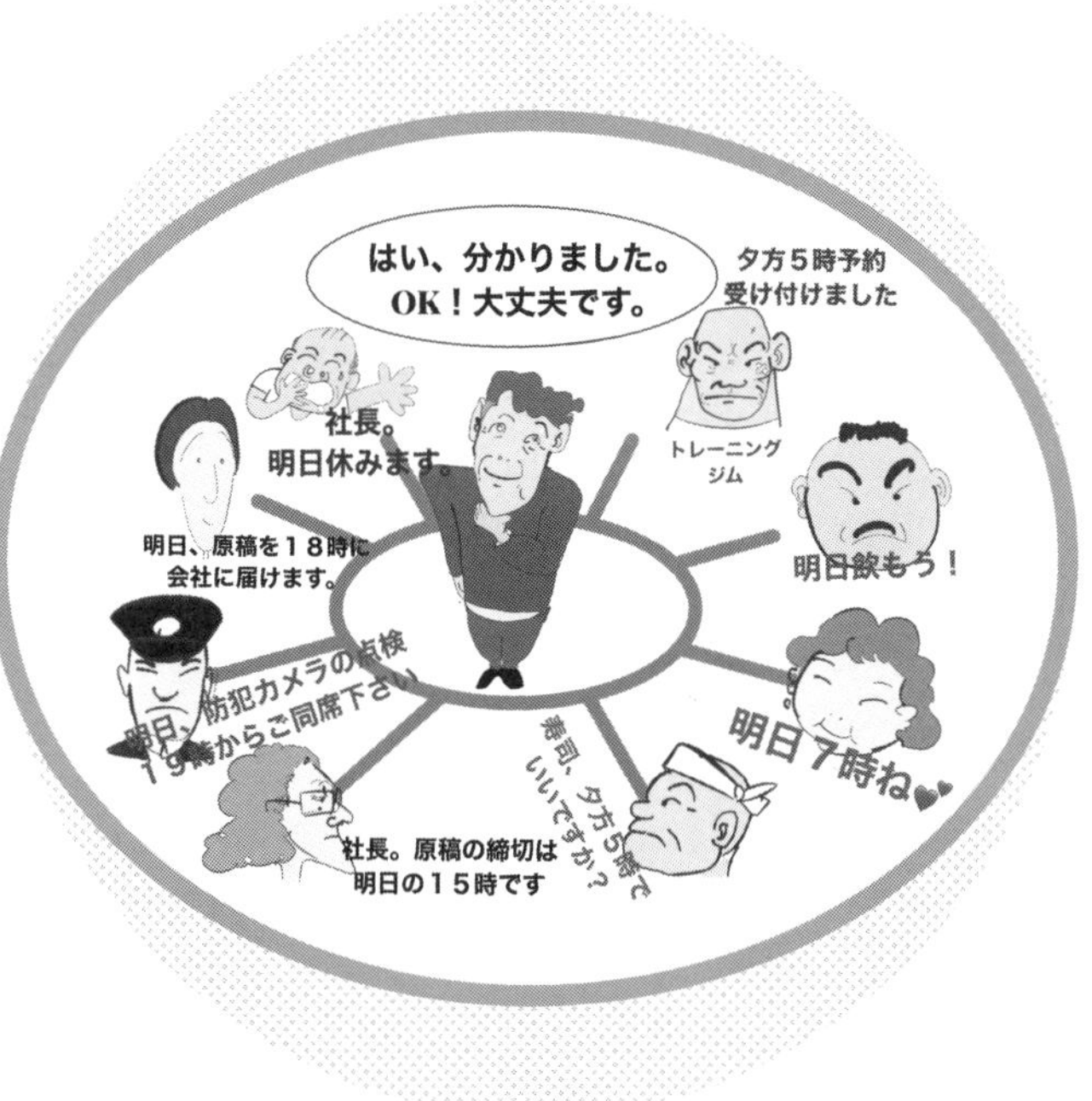
はい、分かりました。
OK！大丈夫です。
夕方５時予約
受け付けました
トレーニング
ジム
社長。
明日休みます。
明日飲もう！
明日、原稿を１８時に
会社に届けます。
明日７時ね
寿司、夕方５時で
いいですか？
社長。原稿の締切は
明日の１５時です

約束の取りつけや頼まれごとに対して、誰にでも調子のいいことを言ってしまう。先約を覚えていられないことのほか、「誰からも嫌われたくない」という思いから、自分を守るためにとっている行動ともいえる。

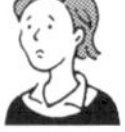

本能で……なんかちょっと切ないですね。

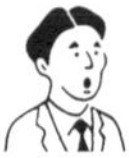

そう。だから認知症の人にとって、そうやって周りにいい顔をする、誰にも嫌な顔をしないというのは、不安や心配から自分を守るための対処法の一つだといえますね。周りに離れていってほしくない。見捨てられたくないんですよ。

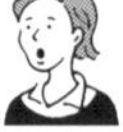

そっか。じゃあ家族としては、「私にはこう言ったのに、なんで?」とか、それを責めるんじゃなくて……本人に悪気はなくて、認知症のせいでそういうすれ違いが起こりうる、っていう、心構えがあったほうがいい?

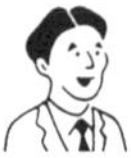

うん、そこは覚えておいたほうがいいです。まあ別にね、おべっかを言われるくらいは受けとめてあげたらいいんです。いい顔をしようとするのもしょうがない。ただ、スケジュールなどの管理は、周りが手伝ったほうがいいでしょうね。

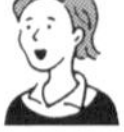

なるほど。本人の予定はカレンダーとか、何か決まった場所にメモをするとか?

そのつど確認をする感じでしょうか。

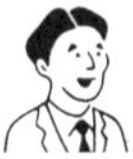

まあ、そんな感じです。あと、遺産相続に関することは、本当にもめごとの種になりますから、認知症が進む前に、家族でちゃんと話し合っておくとかね。

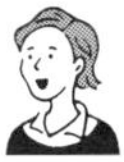

なるほど。判断力とかそういうのが、ちゃんと残っているうちに……。

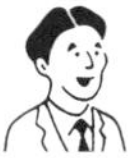

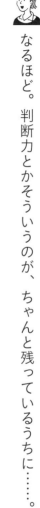

そういうこと。遺産相続関連は、書面に残そうとしても、本人の認知症が進んでからだと無効になる可能性もありますからね。

対応のヒント

誰にでも調子のいいことを言うのは、不安や心配の表れ。その気持ちを理解しつつ、遺産相続など、もめごとが起こりそうなことには早めのフォローを。

不安・心配からくる症状 ④

自宅にいるのに「家に帰る」と言い出す

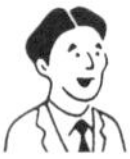

不安・心配が関わる症状でほかにも有名なのがあります。「**帰宅願望**」などと呼びますが……たとえば、奥さんが夕飯の準備をしていてね、認知症の夫に「あなた、ビールでも飲む？」と尋ねる。すると、「いや、ぼちぼち帰りますわ」と。

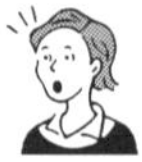

えっ。あの、その人は自分の家にいるんですよね？

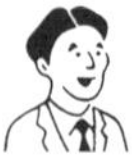

自分の家にいる。にもかかわらず、「家に帰る」って言い出すんです。

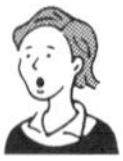

ええ～！　なんでですか？　自分の家だって忘れちゃうんですか？

帰宅願望

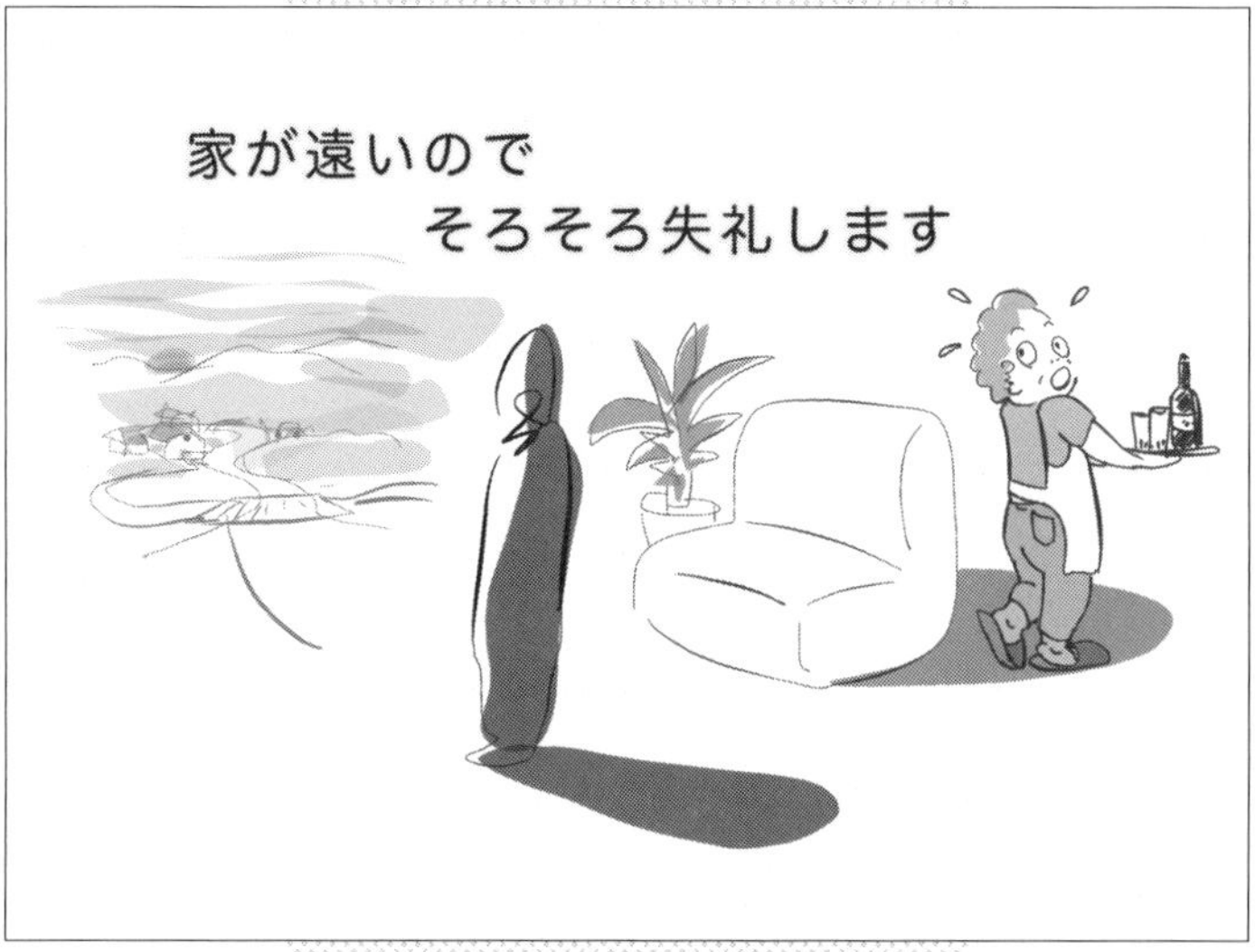

夕暮れどきになると、家に帰りたいという思いが強くなる。本人は、今住んでいる家ではなく、遠い過去の記憶の家（多くの場合は生まれ育った実家）に帰ろうとする。

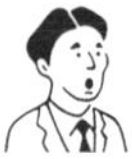

これはねえ、忘れるというよりは、認知機能の低下によって、今いる家を自分の家だと認識できなくなっている状態ですね。

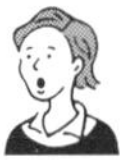

ええ〜、そんなことが……。

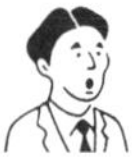

でね、じゃあどこに帰ろうとしているかっていうと、**自分の記憶の中の、遠い過去の家**です。自分が子どものころに住んでいた、たとえばお父さんもお母さんもきょうだいもいる、昔の実家。生家というか、そういう昔の記憶……遠隔記憶というんですが（↓P56図）、これは認知症になっても強く残るんですよ。

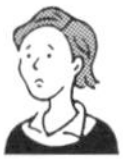

そうなんだ……。それを聞くとなんか、センチメンタルな気分になっちゃいますねえ。

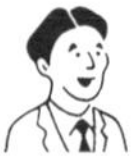

それです。今、センチメンタルとおっしゃいましたね？

え？　はい、言いました。

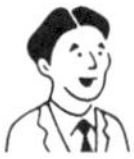

夕方になるとさ、ちょっとセンチメンタルな気分になりません？　〝里心〟がつくというか、家に帰りたくなる。「**夕暮れ症候群**」とでもいいましょうか。

たしかに！　なります。うちの実家のほうでは夕方5時になると「かごめかごめ」が流れたりして。あれ聞くと、なんかそわそわするんですよね……。

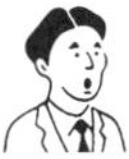

ね？　**夕方になると、センチメンタルな気分になって、不安がこみ上げてきて、家に帰りたくなる。**認知症の患者さんの帰宅願望は夕方に表れやすいんですが、この事象も原因の一つと考えられています。本人はもう不安で、帰りたくてたまらないんですよ。今いる家が自分の家だと思ってないからね。

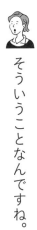

そういうことなんですね。

あとはそうだなあ……認知症じゃなくてもね、たとえば高齢の人が、朝と夕方にそれぞれテストをやったとします。すると断然、朝にやったテストのほうが出来がいいんですよ。

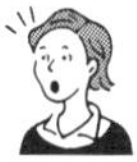

へえー！　なんでなんだろう。朝のほうが頭がすっきりしているから？

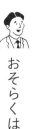

そう思います。朝はまだ脳がそんなに使われずに冴えているんでしょうね。一日の中でも、**朝から夕方へと時間が経つにつれて、脳の覚醒というか、シャッキリ度は下がります。**これも認知機能に影響すると考えられますね。

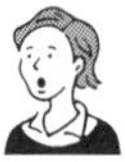

そうなのかあ。認知症になって認知機能が低下しているし、夕方っていう時間帯の影響もあるし……いろいろ影響し合ってそうなっちゃうんですかね。

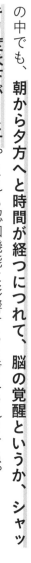

おそらくはそういうことです。複合的に絡み合って起こると。

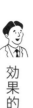

なるほど。じゃあもう、そうなった相手に対して、「ここが家だよ」と言っても、納得してはくれないんでしょうか？

してくれないことが多いですね。「違う、ここじゃない」「私の家は立派な門構えがあって、こんなマンションじゃない」とかね。荷物を持って「帰る！」って。

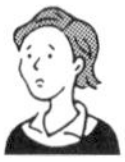

それってどうしたらいいんです？　押し問答になっちゃいますよねえ。

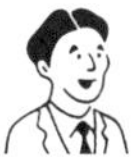

効果的なのはね、「そうか、じゃあ駅まで送ってあげるよ」などと**相手の主張をいったん受けとめて、そのままいっしょに外へ出ちゃう**。で、町内をぐるっとまわって、そのまま家に戻ってくる。

えっ！　それでいいんですか？

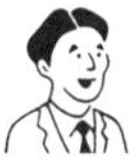

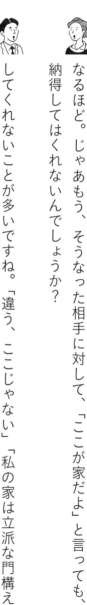

それでいいんです。幸いなことに、多くの場合はこの方法で本人の気が済みます。

そこで「私の家は秋田県にあるから、今から東北新幹線に乗らなくちゃいけない」とか、そんなことを言うことはめったにないはずですので。

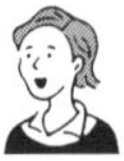

「ただいま〜」って、シレッといっしょに帰ってきちゃうんですね。なるほど。

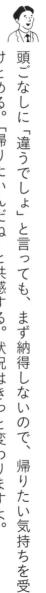

頭ごなしに「違うでしょ」と言っても、まず納得しないので、帰りたい気持ちを受けとめる。「帰りたいんだね」と共感する。状況はきっと変わりますよ。

対応のヒント

認知症の人の「家に帰る！」は、遠い過去の記憶の家に帰ろうとしている。いっしょに外に出て散歩するなど、本人の帰りたい気持ちに寄り添って対応しよう。

不安・心配からくる症状 5

理由をつけてお風呂に入るのを嫌がる

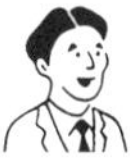

そうだ、これもあるあるですが、PART1でも少しお話ししたとおり、**お風呂に入るのを嫌がる。**認知症がある程度進むと出てくることのある症状なんですが、ものすご〜く多いです。

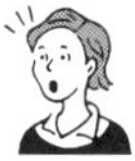

あ！　覚えています。身ぐるみをはがされるみたいで、怖いんですよね？

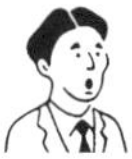

そうです。**裸にされることに対して、本能的に不安を感じている**と。実際に……私の知り合いがね、この前、遠方の実家に帰ったんです。認知症のお母さんが一人で暮らしていて、その様子を見にね。そうしたら、そのお母さんはかれこ

れ、**3か月お風呂に入っていなかった**そうです。

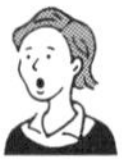

3か月も!?

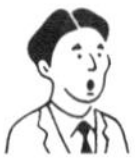

はい。**認知症が進んでしまい、お風呂の入りかたがわからなくなってしまった**のもあるんでしょうが……。その知り合いはね、お母さんを無理やり浴室に連れていって洗おうとしたけど、頑として洗わせてくれなかったんですって。

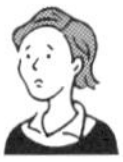

それは大変ですね……。

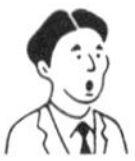

まあ、お母さん本人にしてみれば、**不安もあるし、羞恥心もあるしで、どうしても嫌**なんでしょうね。でも、お風呂自体は好きなんですよ。入ったら入ったで喜ぶはずなんです。だから、余計に家族としてはもどかしいわけです。

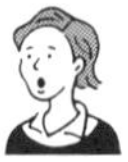

なるほど……先生、これって何か打つ手はあるんでしょうか。声かけでどうにか

なりますか？

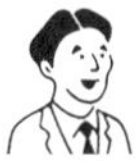

いや、それがね……声をかけようが何をしようが、「風邪をひいてるから」とか、昨日入っていないのに「昨日入ったからいい」とか言うんですよ。だからもうね、**これこそ介護サービスの出番**だと思います。デイサービスを利用しちゃう。

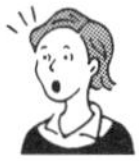

えっ！　デイサービスって、お風呂にも入れてくれるんですか？

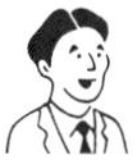

事業所にもよりますが、基本的には入れてくれるはずです。〝入浴介助〟といって、そのぶん費用はかかるし、シャワーだけの場合もあるけど。でも、**家では嫌がって絶対に入らなくても、プロの介護士さんたちのもとでならなんとか入る**っていうのは、実際にあるからね。

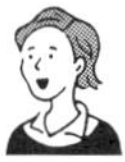

へえ〜！　じゃあもう、デイサービスのついでじゃなくて、お風呂のためだけにデイサービスを利用するくらいな感じですか？

そうそう。そういう使いかたで大丈夫です。週2回くらいとかね。

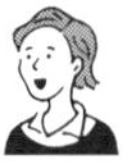

知りませんでした。覚えておいたほうがいいですね、これ。

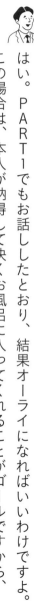

はい。PART1でもお話ししたとおり、結果オーライになればいいわけですよ。この場合は、本人が納得して快くお風呂に入ってくれることがゴールですから、場所はどこでもいいんです。頼れるサービスはどんどん使っていきましょう。

対応のヒント

お風呂を嫌がるのは、裸にされることに対して不安を感じているから。家での入浴が難しければ、デイサービスを活用するなど、プロの手を借りよう。

記憶の破綻からくる症状❶

ものをしまった場所を忘れる

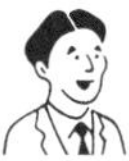

ここからは、記憶の破綻……記憶障害が中心にある症状についてお話ししますね。
まず、認知症の記憶障害で典型的な症状といえば、ものをしまって、その場所を忘れちゃう。「**しまいなくし**」とでもいいましょうか。こういうことが非常によくありますね。

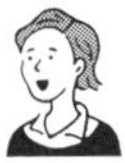

なるほど。認知症の人は延々と捜しものをしているって、まさにこのことですね。

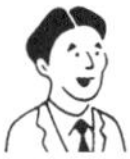

そうです。でも、どこにしまったかは忘れても、なくなったっていうことは忘れないので……認知症の人ってね、**自分が気になることはいくらでも覚えている**

んですよ。だから、ずっと捜し続けちゃう。

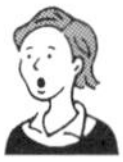

なるほど。ちなみに、なくしちゃうものの傾向とかあるんですか？

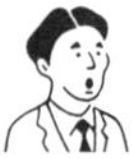

私がよく耳にするのは、お金かなあ。ヘソクリですね。しかもね、認知症の人の場合、**わざわざ、ややこしいしまいかたをしてしまう**んですよ。机の上にポンと置いておくと誰かに見つかるだろうからと、お盆の下とか、引き出しの隅とか、本棚に入っている本の中とか。自分では工夫したつもりで。

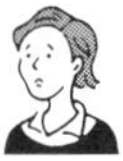

そうなんですね……。それ、もう本人には見つけられないのでは？

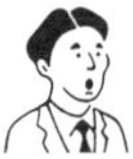

そう。だから、なくしっぱなしになっちゃう。でも本人はずっと捜している。

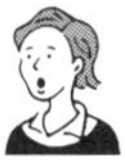

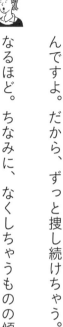

家族としては、本人が捜していたら、いっしょに捜すほうがいいんですか？

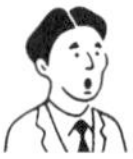

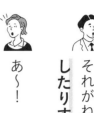

それがねえ、本人としては、捜しても見つからないと**「盗られた」なんて言い出したりする**から、ちょっと対応が難しいんだよね。

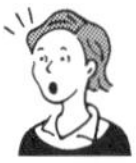

あ〜！　聞いたことあります。なんていうんでしたっけ、それ。

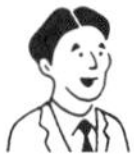

「物盗られ妄想」ですね。「しまいなくし」はこれとセットだから、家庭の中でも、それこそ介護施設とか病院とかでも、トラブルのもとになりやすいんですよ。

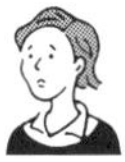

あちゃー。これ、なんで「盗られた」になっちゃうんですか？

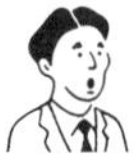

おそらく、**「自分が大事なものをなくすわけがない」と思う**んでしょうね。これだけ捜してもない、ということは、誰かに盗られたなと。なんていうか、つじつまを合わせようとするんです。しかも「犯人はわかっている」ってね、多くの人は言うわけです。そうやって、自分の息子のお嫁さんとか、ホームヘルパーさんとか、**身近にいる人を犯人扱いすることが多い**です。

しまいなくし

あれ、どこに隠したっけ？

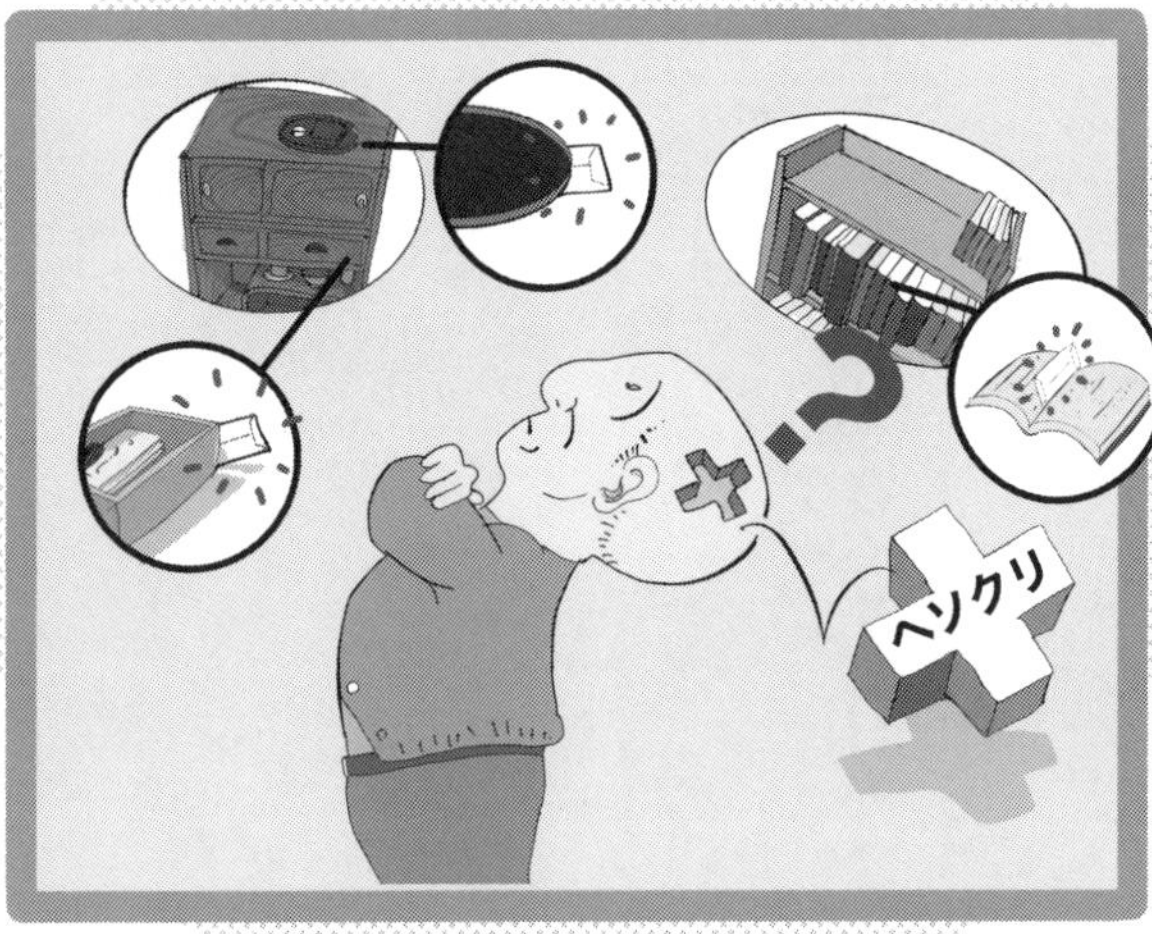

多くの場合はお金や通帳など、大切なものをしまい、しまった場所を忘れてしまう。本人は「大切なものを自分がなくすわけがない」と思うので、「盗られた」につながりやすい。

自分の非は認められないというか、自分の失敗だと思いたくなくて。それは困りますね……犯人扱いされるのも嫌ですし……。

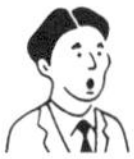

そう、すごく困るんです。まあ、本人はただでさえ、認知症が進んで周りにとやかく言われて、承認欲求の根本が崩れている状況（↓P44）だから、「あなたがなくしたんでしょ」なんて言われても、到底受けとめられないですよ。

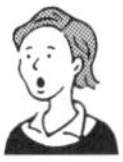

あの、疑われた側はどうしたらいいんですか？「違うよ！」って言っても……。

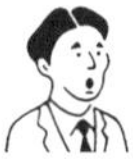

これがね、**こちらが否定しても納得してくれない**んです。かえって怪しまれる可能性がある。しかも、疑われた側がいっしょに捜すのも難しくて、もしこっちが先に見つけたりしたら、「ほら見ろ、おまえが隠していたんだろ」って。

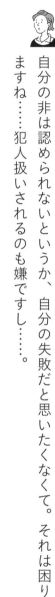

ええ〜、もう、お手上げじゃないですか……。

だからね、これは……**認知症の患者さん本人が信頼している人と捜してもらう**のがいいかなあ。もし息子のお嫁さんが犯人だと思いこんでいるんだったら、息子さんにいっしょに捜してもらう。で、**こちらが先に見つけても、本人が見つけられるように誘導する**んですね。

なるほど。「あったよー!」って、こっちが見つけるんじゃなくて。

そうそう。その捜しかたもね、コツというか……とにかく〝**ちょっと置きそうにないところ**〟**からアタリをつける**といいかもしれない。実際に患者さんのご家族から聞いたんだけど、なくしたーか月後に見つかりましたと。それも、たまたま引き出しを開けたら、いちばん奥に入っていました、とかなんです。

そっか、「ここなら見つからない」っていうところに隠しているから。

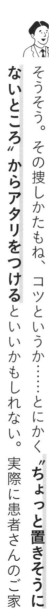

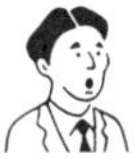

本と本のあいだとか、積まれた新聞のあいだとか、高いタンスの上とかね、常識的な収納場所ではない可能性が高い。だから、実際にはなくなったまんまというのが多いです。でも、本人はなくなったことをずっと覚えてるから……。

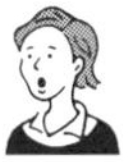

なんかもう、根比べみたいになりますね（つらい……）。

そうなんですよね。まあ、そのつど捜すしかないんだけど、とにかく「まさか！っていうようなところから捜し始める」「犯人だと疑われている人は手を出さない」「本人より先に見つけない」……このあたりがポイントでしょうね。

対応のヒント

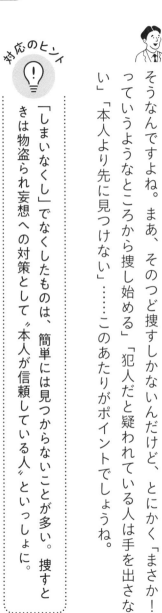

「しまいなくし」でなくしたものは、簡単には見つからないことが多い。捜すときは物盗られ妄想への対策として〝本人が信頼している人〟といっしょに。

記憶の破綻からくる症状②

やっていないことを〝やった〟と思いこむ

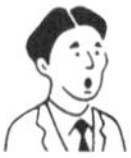

さきほどの物盗られ妄想にも似ていますが、認知症になるとね、記憶障害によって、**本当はやっていないことを、自分ではやったと思いこむ**ことがあります。

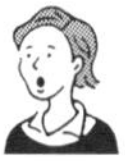

ほほ〜？　たとえばどういうことですか？

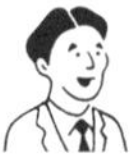

そうだなあ。たとえば、認知症のご主人が、りんご農家さんだったとしますね。で、その息子の太郎さんが、りんご畑でりんごを収穫しようとしている。でもハシゴがなくて、太郎さんがりんごを穫れずに困っている。

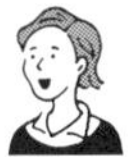

ふんふん（先生のたとえ話、登場人物の設定が独特だな……）。

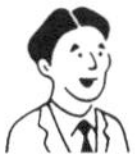

ご主人は「あそこで太郎がりんごを穫ろうとしている。ハシゴを持っていってやろうかな」と思いつく。そして頭の中で、自分が太郎さんにハシゴを用意して、太郎さんが喜んでハシゴを使い、無事にりんごを穫っているのを想像します。

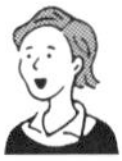

はい。

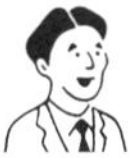

でもね、想像するだけで、結局ご主人はハシゴを持っていかないんです。そうこうしているうちに、太郎さんは自分でハシゴを用意して、りんごを収穫して、ご主人のもとに戻ってくる。ご主人は太郎さんにひと言、「おい太郎、ハシゴはいつ返してくれてもいいからな」と。そんな感じです。

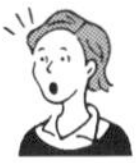

えっ、なんか話がおかしいですよね……あの、ご主人は太郎さんにハシゴを持っていってないんですよね？

思ったことがあったことになる

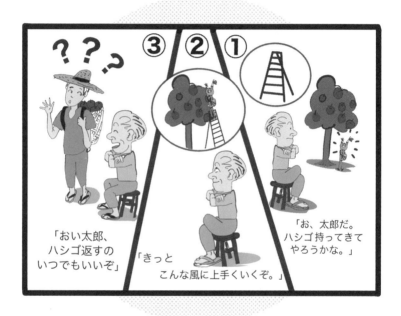

実際にやった（あった）かどうかは関係なく、
頭の中で思い描いた「ありもしないこと」が、
本人の中では、実際にやった（あった）ことに
なっている。

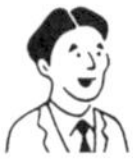

戸惑うでしょ？　これはね、ご主人の頭の中だけで話が進んでいるんです。ハシゴを持っていってないのに、ご主人の中で「ハシゴを太郎に持っていった」ことになっている。太郎さんからしてみれば「何の話？」ですよ。でもこういう〝**思ったことがあったことになる**〟というのが、認知症の人の脳では起こることがある。

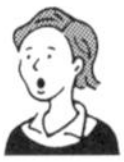

へえ〜！　これ、太郎さん側の人はめちゃくちゃ混乱しますね。

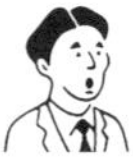

そうなんですよ。あとは、これは物盗られ妄想ですが、たとえばB子さんがかっこいいネックレスをしているとします。認知症のA子さんはそれを見て、「かっこいいネックレスだなあ」と思ったあと、頭の中で「私も持っている」と思いこんで、家中を捜すんだけど、ない。そもそも持っていないので当たり前なんですが、そこから「私のネックレスがない。うちの嫁が盗ったんだ！」となるとかね。

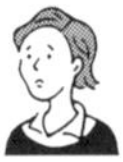

……A子さんの言動が突飛《とっぴ》すぎて、言葉が出ませんね。

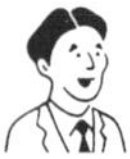

びっくりしちゃいますよね。でもね、実際にあるんです。こういった症状は、記憶障害に加えて判断力の低下とか、いろいろな要素が加わって起こると考えられています。

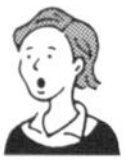

認知症の人のこういう思いこみに対して、周りはどうすれば……？

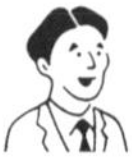

基本的には、**本人の中で思いこんでいることは訂正できない**んです。だから、こちらが否定してもあんまり意味がないので、**合わせられる話ならば合わせてサラッと流す**ことですね。

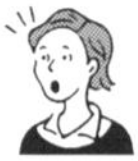

なるほど！

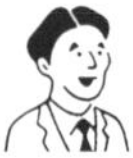

物盗られ妄想も、**「それは困りましたねえ」と、いったん受けとめる。**共感してもらえるだけで本人は安心しますし、それによってほかに注意が向くかもしれませんからね。

対応のヒント

認知症による間違った思いこみは、否定しても意味がない。いったん受けとめ、できるだけ合わせたり、「それは困ったね」などと共感して、話を切りかえる。

記憶の破綻からくる症状 3

電車やバスに乗れなくなる

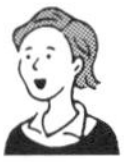

先生、気になったんですけど、「体で覚えた記憶はなくならない」って話があったじゃないですか。じゃあ、電車とかバスを使った移動は？　あれって体が覚えているようなものだと思うんですけど、認知症になってもできますか？

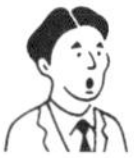

電車やバスはちょっと難しいですね。認知症が進むにつれて、**気安く利用できなくはなります。**乗らなくなる人が多いです。

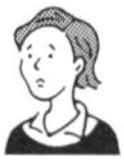

そうなんだ……。それって、なんでできなくなっちゃうんでしょうか。

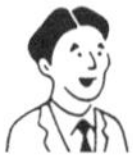

まあ、**記憶障害によって行き先を覚えていられない**、というのは前提にあるんですが、それだけじゃないんです。たとえば、電車に乗るときって、いくつかの行程がありますよね？　行き先に合わせて切符を買う。改札を通って、しかるべきホームへ行く。電車に乗って、目的地で降りる……。

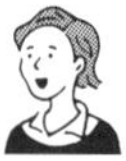

はい。

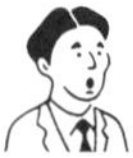

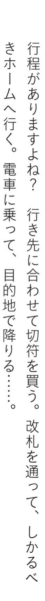

いくつもの手順があること自体、認知症の人にとっては混乱しやすいっていうのがまず一つ。でね、その行程の中で、**上りの電車に乗るか、下りの電車に乗るかを判断しなくちゃいけない**ですよね。たとえば、新宿駅に行くために、今

いる駅からはどっち方面の電車に乗ればいいのか？　というようなことです。

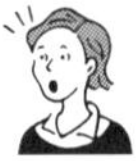

「上り列車の○○行き」とか……あっ！　そうか、これが難しいんですね？

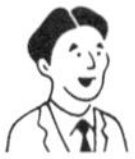

そうです。さらに、あなたが今言われた、**電車の「○○行き」なんかもわかりにくい**。途中で新宿を通る池袋行きの電車があったとして、本人は新宿に行きたいんだけど、池袋行きと書いてあると、混乱するわけです。

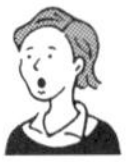

ああ～っ、わかる気がします。私は新宿に行きたいのに、池袋行きに乗るのか？みたいな……。

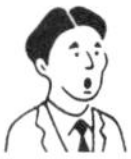

ね？　さらに、**乗り換えなんかがあると、もっとまずい**。自分の地元の駅ならまだしもね、全然知りもしない駅で、「通路を渡って向こう側の3番ホームで○○行きに乗り換えて」なんて言われたら、もう、パニックですよ。

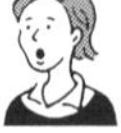

たしかに！

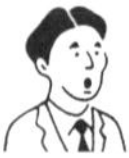

私のクリニックに来られる患者さんでも、いらっしゃいますよ。途中で乗り換えようと思って、いったん降りたはいいけど、改札を通ったら「あれっ、ここはどこ？」「私はどこに行けばいいんだ？」って。駅の風景を思い出せないとかね。

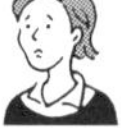

そうなんだ……じゃあ、認知症の人にとって、大きな駅とか、いろいろな路線が複雑に入り組んでいる地下鉄なんて、恐怖でしかないですね。

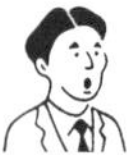

そういうことです。あとは、がんばって乗れたとしても、**乗ったが最後、降りられない**とかね。目的地がたった2駅先でも、記憶障害が進んでいて「降りる駅」の記憶を把持できなければ、降りられなくなることはめずらしくないです。

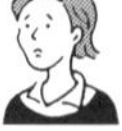

そっかあ。降りられない……それってけっこう怖いですね。不安になりそう。

電車やバスに乗れなくなる

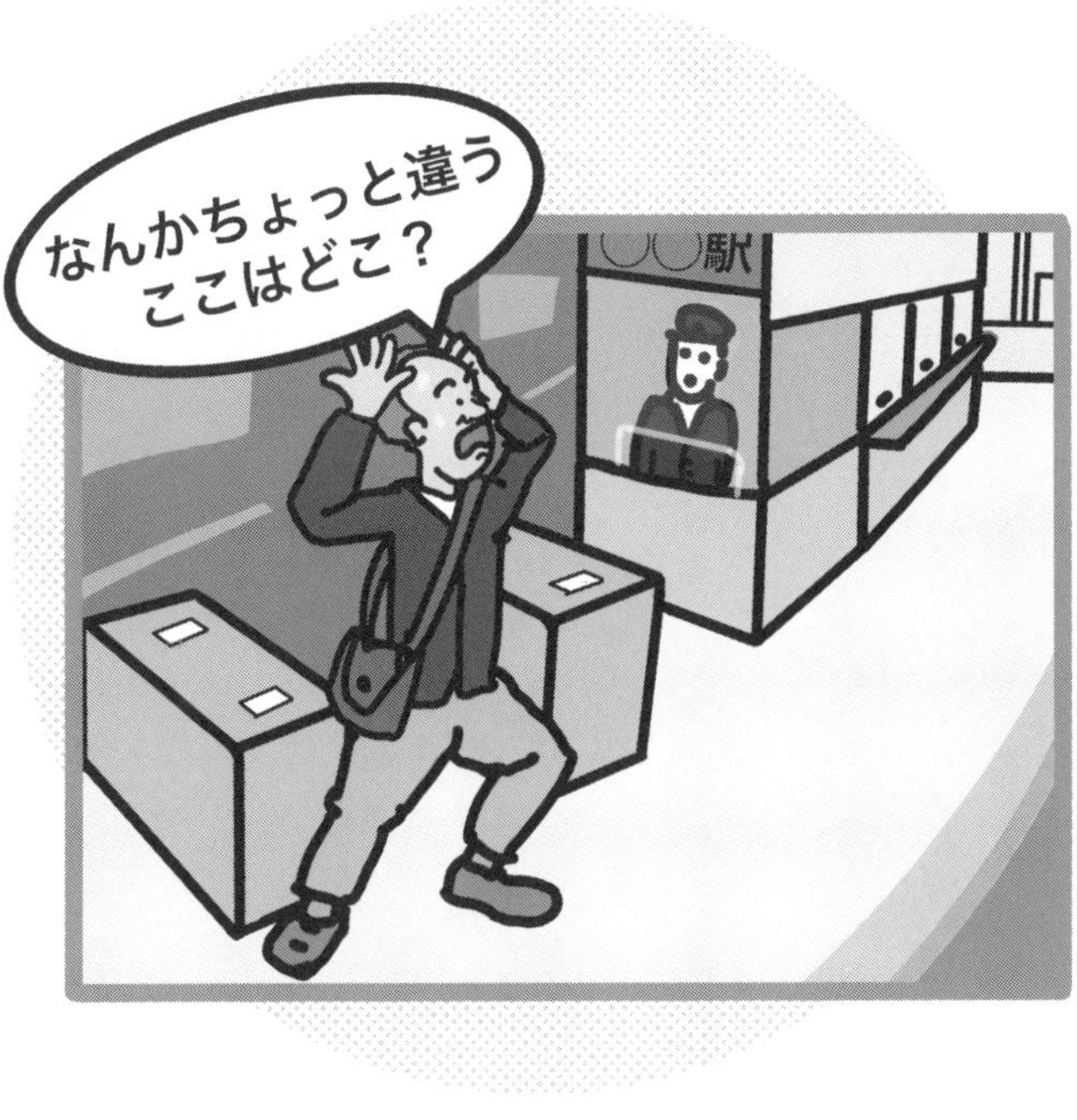

「どの駅で降りるか」という記憶を把持できないうえ、見知った駅でも駅の風景を思い出せず、上りや下り、「○○行き」などの情報を的確に処理できなくなる。

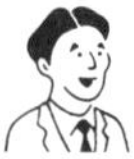

うん。あのさ、私たちが小学校低学年くらいのころに、電車に乗るのがちょっと怖かったりしませんでした？

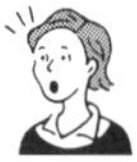

あ！　怖かったです、すっごく（私、それで迷子になったことがあるし……）。

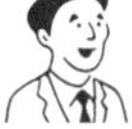

ね？　認知症の人が電車に乗れなくなるのは、あのときの感覚に近いと思います。怖い、自信がない。だからどちらかというと、**自分から乗らなくなる**ことが多いですね。バスも同じです。

そっかあ……先生、この場合、周りはどういう心構えでいるのがいいんでしょうか。サポートのしかたというか。

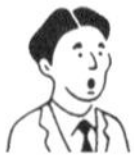

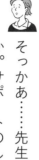

まずはね、**その人自身がどこまでできるかを、周りが見極める必要がある**と思います。ほかのこともそうですけど、電車やバスの利用に関していえば、仮に「問題ない」と本人が言うなら、いったん駅までついていき、様子を見る。

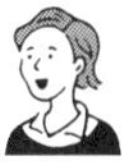

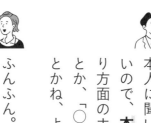

なるほど！

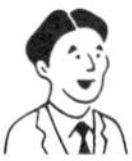

本人に聞いてみてもいいですが、「これができない」と答えてもらえるかわからないので、**本人の様子を直接見て、探る。**そうすると、「改札には入れたけど、上り方面のホームに行かなきゃいけないのに、反対側（下り方面）に行っているな」とか、「〇〇行きに乗ろうとしているけど、それだと目的地に着かないんじゃ？」とかね、よくわかるので、そこからどうサポートするか考えると。

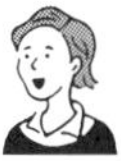

ふんふん。

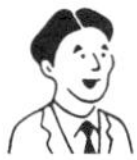

状況によっては、**目的地とかを書いたメモ**を、定期入れなんかに入れて、本人に持ってもらってもいいかもしれない。困ったときに、本人が見返せるようにね。で、「一人で乗るのはもう難しそうだな」って感じならば、「ついていくよ」って、こちらから言って、**つき添う**ようにしたらいいかもしれない。

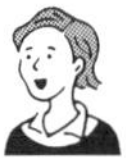

そっか、本人の力量というか、できることとできないことを客観的に見て……。

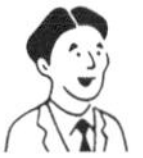

うん。まずはそこです。さきほどもお話ししたように、自分から乗らなくなる人が多いので。自分から「乗る」とおっしゃっているあいだは、できないところを見極めてサポートする、というのがいいと思います。

対応のヒント

認知機能が低下すると、電車の上り・下りの区別や、バスの行き先、乗り換えなどがわからなくなる。本人ができないところを見極めて助けてあげよう。

記憶の破綻からくる症状④

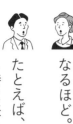

自分の記憶の上書きができない

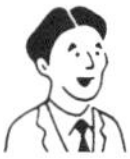

「認知症になると、新しいことをインプットできない」とお話ししましたが、それに関連する症状として、認知症の人は**予定変更がとっても苦手**ということも覚えておいたほうがいいです。**記憶の上書きが難しい**というか。

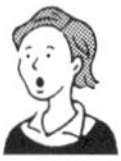

なるほど。

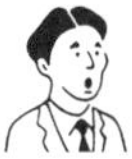

たとえば、「いつもは夕方6時半にホームヘルパーさんが来るけど、明日は夕方の4時に来るからね」と伝えても、本人の中では夕方6時半のままです。いざホームヘルパーさんが来たときに「いや、そんなの聞いていない」となるとかね。

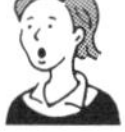

へえ〜。「昨日言ったじゃん！」って言っちゃいそうです……。

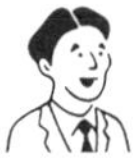

言いたくなる気持ちはよくわかりますよ。でも、本人にとっては身に覚えのない話なので、そこでこちらの気持ちをすり減らさないほうがいいです。

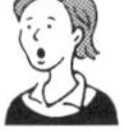

なるほど。じゃあ、もし予定が変更になったら、どうしたらいいんでしょうか……。こちらからしつこく言うしかない？

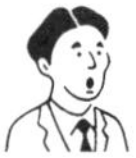

声をかけるだけではまあ、難しいでしょうね。なので最低限、**紙に書きましょう**。それも**本人に書いてもらうのがいい**です。「壁のカレンダーに書きこんでおいて」とか言って。**古い予定には、大きくバッテンをつける**とかしてね。

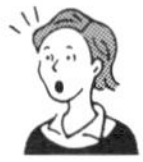

そっか！　何度も電話がくるのところで聞いたヒント（↓P89）の応用ですね。

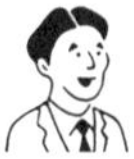

そんな感じです。それでもたぶん忘れてしまうので、できれば当日の朝とか、直前にもう一度伝えるといいかもしれないですね。とにかく、認知症の人にとって、**〝直した〟っていうことはなかなか記憶に残りにくい**んですよ。繰り返し覚えた記憶に比べると、印象が弱いというか……。

ふうん……。なんか、鉛筆で強く書いて、それを消しゴムで消しても、下に跡が残っちゃうみたいな、そんな感じですか？

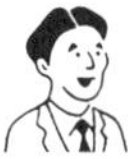

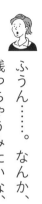

ああ、おっしゃるとおり。イメージはそのとおりです。それいいですねえ。

えっ、いいですか？　ありがとうございます！（褒められた〜）

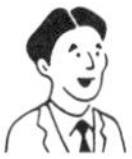

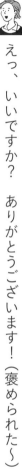

上書きしたい内容は、鉛筆でいうと、せいぜいHくらいの濃さなんです。先に覚えていた記憶は4Bくらい。消してもうっすら残っている。そういう感じです。

対応のヒント

先に覚えていた記憶は強く残って、上書きするのは難しい。予定変更の必要が生じたら、本人にカレンダーに書いてもらう、当日に声をかけるなどの対応を。

記憶の破綻からくる症状5

同じものを何個も買ってしまう

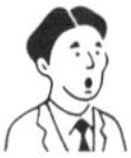

あ！　これも説明したほうがいいかもしれない。認知症によって新しいことを覚えられなくなると、**同じものを何個も買う**ということがよく起こります。

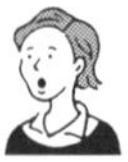

ほほう。前に買ったことを忘れちゃうってことですね？

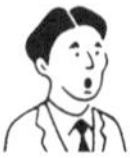

そうです。で、これの何が大変かっていいますとね、**テレフォンショッピングとか、訪問販売などの契約トラブルにつながりやすい**んですよ。

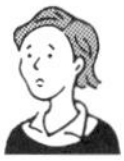

おおっ！　それは聞いただけでもう、頭が痛いですね。

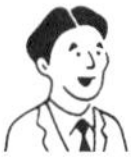

テレフォンショッピングとかだと、「安い！　ほしい！」と思って、電話をかけますでしょ？　で、電話をかけたことは忘れてしまう。しかし商品は送られてくる。買ったという認識はない。で、また同じような番組を見て……。

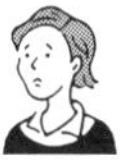

ああ……目も当てられないです……。

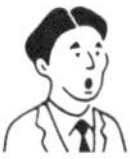

訪問販売もそうですね。セールスの人が押し売り的にやって来て、そのまま契約しちゃう。本人は忘れているけど、商品といっしょに数万円の請求が来るとかね。

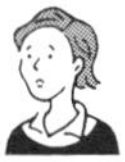

深刻ですね……そういった被害を防ぐにはどうしたらいいんでしょうか。

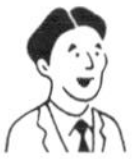

これはねえ、買ったことを忘れちゃうのはしょうがないから、まずは**そういったものを買いこんでいないか、ご家族など周りの人が注意を払う**ことが一つ。同居ならまだしも、ご本人と離れて住んでいる場合はとくにね。

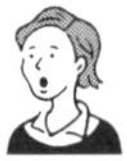

たしかに一人暮らしだと、家族が気づかないまま買い続けちゃいそうですもんね。こまめに様子を見に行くとか、電話で聞くとか……。

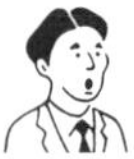

あとは**消費生活センターなどの相談窓口があることを知っておく**。販売方法にもよりますが、訪問販売の場合は、基本的に契約から8日以内なら「**クーリング・オフ**」といって、契約を解除して商品を返品できる制度があります。[*1]

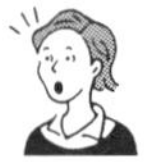

クーリング・オフ！　そっか、そういうときに使えるのか。

＊1　通信販売には基本的にクーリング・オフの制度がないため、返品の可否や条件については販売先の返品特約を確認してください。

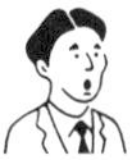

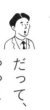

もしそうやって買いこんでいることに気づいたら、早めに消費生活センターに電話して、クーリング・オフが可能かどうか相談する。とにかく周りが気づいて、「こんなものすぐに解除だー!」ってやらないと、だめです。

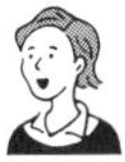

わかりました。知っておけばすぐ動けますもんね。覚えておきます!

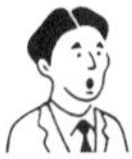

認知症の人は判断力や記憶力が低下していて、どうしてもそういう被害にあいやすいのでね。ああでも、オレオレ詐欺にはあまり引っかからないかなあ。

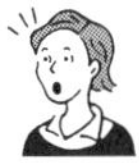

えっ! そうなんですか?

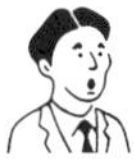

だって、銀行やコンビニにいって、ATMでいろいろ操作して……って、そんなややこしいこと、認知症の人にとっては難易度が高いですよ。なのでどちらかというと、**MCI**[*2]の人のほうが引っかかってしまう可能性はありますね。

＊2 Mild Cognitive Impairmentの略称。

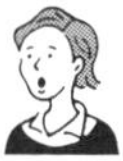

ん？　先生、ＭＣＩってなんですか？（聞き慣れない言葉が出てきたぞ……）

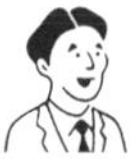

ＭＣＩは「**軽度認知障害**」といって、認知症の一歩手前の……いわゆる**認知症予備軍**のことです。認知症とまではいかないけど、同年代の人と比べるともの忘れが目立つとか、判断力や注意力の低下がみられるという段階ですね。

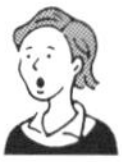

なるほど……！　そういう段階があるんですね。

もちろん、認知機能が正常な人でも、オレオレ詐欺に引っかかることはありますよ。ただまあ、万が一そういう被害にあいそうになっていたら、認知機能の低下を疑ってみてもいいかもしれないです。

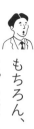

同じものを何個も買うのは、買ったこと自体を覚えていられないから。万が一、訪問販売などの契約トラブルがあった場合は、消費生活センターに相談を。

体の機能やセンサーの異常 1

話しかけると、突然怒り出すことがある

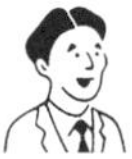

さて、記憶の破綻からくる認知症の症状についていくつかお話ししましたが、今度はちょっと別の角度からご説明しましょうか。たとえば、そうだなあ……認知症の人の多くは、ご高齢ですよね。

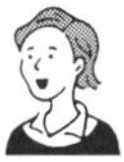

はい。おじいちゃんとか、おばあちゃんとか。

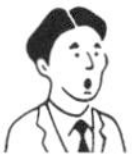

となると、耳が遠い人もいらっしゃいますよね? で、こちらがよかれと思って**大きい声で話しかけると、相手が怒鳴り返してくる**ということがあります。

えー！　なんですか？

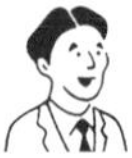

これはね、**「扁桃体《へんとうたい》」**といって、脳の側頭葉の内側にある器官が刺激されて、体が過剰に反応してしまうからです。

ヘントウタイ？　あのー、風邪をひいたときに腫れる……。

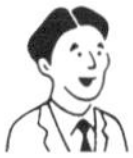

あれは「扁桃腺《へんとうせん》」ですね。こっちは「扁桃体」です。でね、扁桃体っていうのは、感情の〝座〟とも呼ばれているんだけど……。

ざ？　って、何ですか？？？

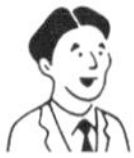

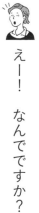

座ると書いて、〝座〟です。そうだなあ、わかりやすくいうと……**感情を支配しているところ**、とでもいうのかな。それが扁桃体です。

突然怒り出す

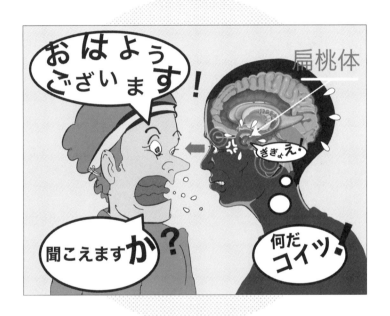

認知症になると、脳の側頭葉の内側にある「扁桃体」が反応しやすくなる。扁桃体は感情に大きく関わる部位。大声などで刺激されると敏感に反応し、反射的に怒鳴り返してしまう。

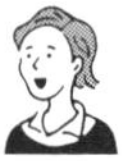

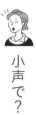

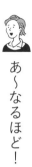

あ～なるほど！　司令塔みたいな、そんな感じですね？

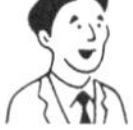

まあ、そう思ってください。でね、認知症になると、この扁桃体が反応しやすくなるんです。**外からの刺激に対して、センサーが敏感になる**というか……センサーの異常みたいなものですね。なので、大声で話しかけると、扁桃体がびっくりして、反射的に怒鳴り返してしまうと。そういうイメージです。

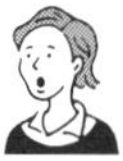

そういうことなんですねえ。じゃあ、認知症の人に話しかけるときは、声の大きさに気をつけたほうがいいんでしょうか？

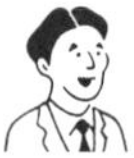

まあ、耳の聞こえの程度にもよりますが、**あえて大声で話しかける必要はない**ということです。逆に、「お父さん、あのね……」って、**小声で話しかけてみてもいい**と思いますよ。

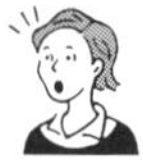

小声で？

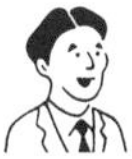

相手の注意を引く感じです。こちらが小さな声でそっと話しかけると、相手にも「え、なになに？」と聞いてもらいやすくなるというか……。とくに**相手がヒートアップしているときは、落ち着いたトーンでの声かけ**がおすすめですよ。

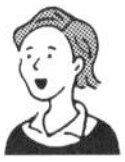

へえ～！　そんなテクニックがあるんですね。覚えておきます。

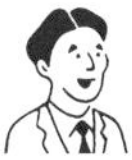

はい。話はちょっとそれますが、耳の聞こえの悪さ、すなわち**難聴は、認知症のリスクを高める大きな要因の一つ**といわれていましてね。耳からの刺激が少なくなると、そのぶん、脳への刺激も減るわけなので……できれば補聴器など早めに対策をされるのがいいと思います。

対応のヒント

認知症の人は、脳の中の扁桃体が敏感になっていて、大声などにびっくりしやすい。話しかけるときは落ち着いたトーンで。あえて小声でもＯＫ。

体の機能やセンサーの異常❷

食べたのに「ごはんはまだ？」と催促する

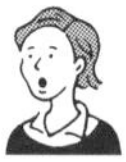

先生、認知症の人ってよく、ごはんを食べたばかりなのに「まだ？」って聞いてくるっていうじゃないですか。これは本当なんですか？

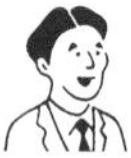

本当ですね。とてもよくあります。

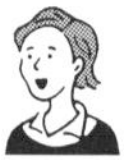

なるほど。これはきっと、食べたことを忘れちゃうからなんですよね？

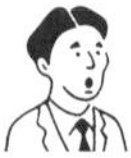

うーん、記憶障害の影響もありますが、それだけではないんです。これもさきほどの扁桃体の話と同じように、センサーの異常が関わっているんじゃないのかな。

「もう満腹ですよ」と知らせるセンサーが壊れてしまっているというかね。

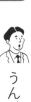

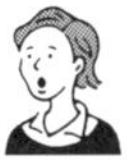

満腹のセンサー！

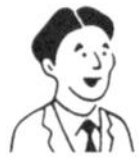

だって、私たちは通常、何時に食べたのかを厳密には覚えていなくても、お腹が膨れていれば「今はお腹がいっぱいだから食べられない」と、体感としてわかるでしょ？ 食べてすぐに「ごはんは？」と聞いてくるというのは、やっぱりそのセンサーに、何かしらの異常が出ているのだと思われますね。

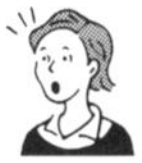

たしかに……。じゃあそうやって催促されて、「はい」ってごはんを出したら、本人はお腹いっぱいでも食べちゃうんですか？

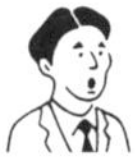

うん、また食べる。間食もしますよ。だから、太ってしまう人が多いです。

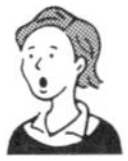

食べても食べてもお腹が膨らまない、っていうことですか？

まあ、そんな感じでしょうね。実際、外来診療のとき、ご家族に「ご本人の食欲はどうですか？」と聞くと、「超旺盛です」とか「ひどくありすぎます」って、あきれながらお答えになる人が多いですよ。

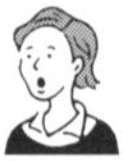

へえ〜！　そんなに食べて、本人は気持ち悪くならないんでしょうか……。

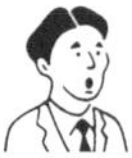

それがねえ、大丈夫みたいです。不思議ですよねえ。

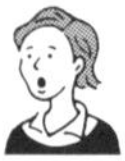

は〜……。とはいえ、食べすぎって体によくはないじゃないですか。何かいい方法ってないんでしょうか。「次は◯時にごはんだから待っててね」とか？

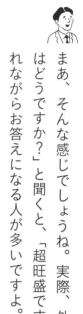

その声かけもありですが、納得してもらえないことが多いですね。なので、私がよく患者さんのご家族にお伝えするのは、「もし食後に催促されたら、**腹持ちのいい、カロリーレスのゼリー**なんかをお出ししてはどうですか」と。

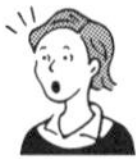

あー！　なるほど。

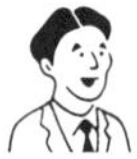

ほかにも、ところてんとか、寒天とかね。ただ、本人の嚥下《えんげ》機能……飲みこみの具合にもよるので、商品の形状はよく注意して選ぶのがよろしいかと思います。

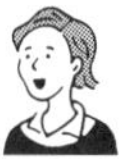

そっか。食べてもあんまり、体重とか飲みこむのに影響しなさそうな……。

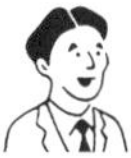

そう。とにかく、**本人は「食べていない」と思っている**のでね、「さっき食べたでしょ！」と言っても伝わらないし、本人を傷つけるだけです。「足りなかった？　じゃあこれ食べる？」とか、そんな感じでいいんじゃないでしょうか。

まとめ

本人は「まだ食べていない」と思っている。できれば日々の食事に支障をきたさない程度のカロリーの、腹持ちのいいものを間食として出してみよう。

体の機能やセンサーの異常③

〝暑い〟がわからなくなる

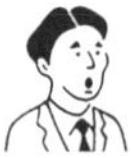

これまでお伝えしてきたのと同じような体の異常でね、比較的よく起こる症状があります。**認知症が進んでくると、〝暑さ〟ににぶくなる**んです。

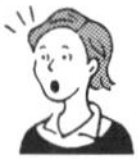

暑さににぶくなる？　どういうことですか？

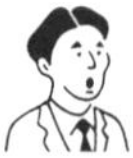

真夏にセーターを着るとか、**冬に部屋の暖房を30℃くらいまで上げる**とか。

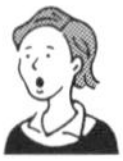

えー！　そんなの、汗だくになりませんか？

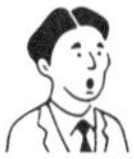

なります。本人は汗をダラダラかいているのに「寒い」と言うんです。逆はないのが不思議なんだけどね。冬に夏の服装をするとかは、あんまり聞かないです。

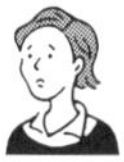

どうしてそんなことを……。

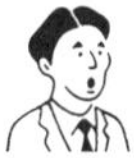

私は、**温度を感じるセンサーの異常**というふうに捉えています。皮膚は正直なのでちゃんと汗をかくんだけど、脳の中の、温度を感じるセンサーに何かしらの異常が起きている。だから、「暑い」という感覚がわからなくなる、と。

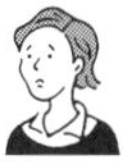

なるほど……。なんか、冬でも熱中症になっちゃいそうですね。

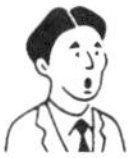

そうなんですよ。しかも、**人は高齢になるほどのどが渇きにくくなる**んです。これは異常ではなく、生理現象でね、あんまり水を飲まなくなる。だから余計に**脱水症状を起こしやすくなる**。認知症の人の熱中症、実際に多いんですよ。とくに梅雨明けからの1週間が危険です。急に気温が上がりますから。

温度のセンサーの異常

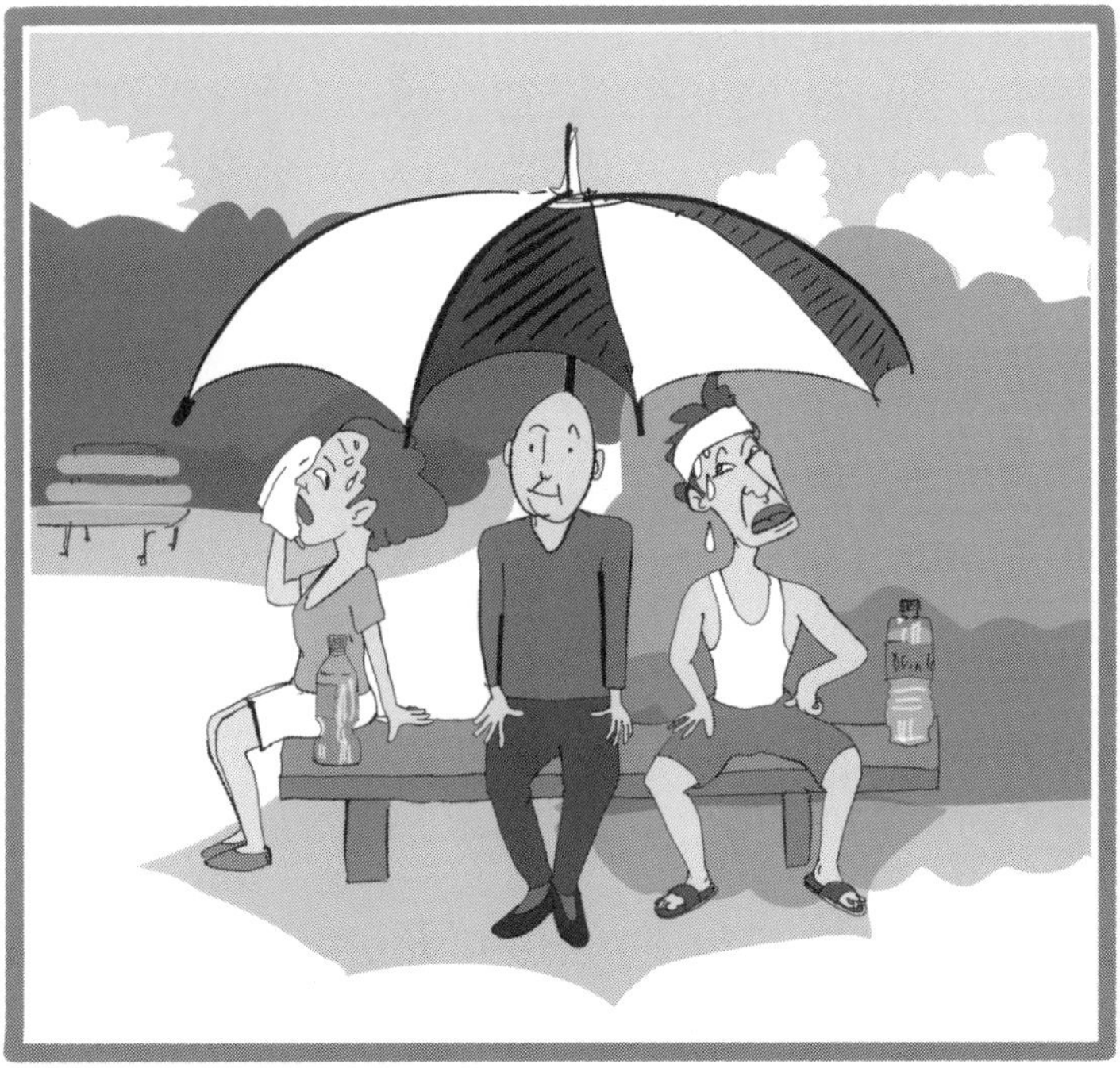

暑さに対するセンサーがにぶくなる。真夏に冬服を着たり、冬は冬で、暖房の温度を上げすぎたりする。本人は汗をダラダラかいているのに「寒い」と言う。

そうなんですね……。それって、周りはどうしたらいいんでしょう。「今日は暖かそうだから、その上着はいらないんじゃない？」とか声かけを……？

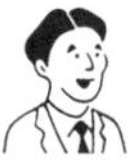

ああ、それはいいと思いますよ。ただね、実際には脱いでくれなかったり、部屋の暖房の温度も下げてくれないことが多いんです。そこで私は、ご家族にはよく**「家にいるなら、少なくとも窓は開けてください」**とお伝えしています。

あっ！　そうか、熱中症対策で、せめて換気をするんですね。

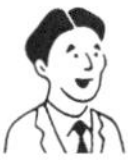

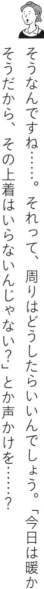

そうです。「部屋の空気がこもるから、ちょっと換気しようか」とか言って。あとは、ご自分からは水分をとろうとしない人が多いので、**こまめに声をかけて水を飲んでもらう**のも大切ですね。1日に1・5リットルは飲んでほしいところです。本人の「寒い」という訴えは無下にできないですから、そこは受けとめたうえで、安全に配慮した対応が大切です。

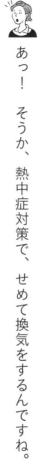

対応のヒント

暑さを感じるセンサーに異常があり、暑さににぶくなっている。せめて部屋の換気や、こまめな水分補給を促して、熱中症にならないよう工夫する。

体の機能やセンサーの異常④

必要以上に何度もトイレに行く

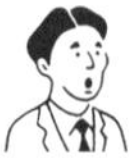

あと、体の異常ということで最後にもう一つ。認知症の人は、**必要以上にトイレに行こうとすることが多い**です。それこそ10分間隔とかで。

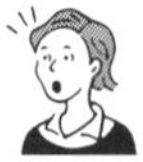

えー！ なんでですか？ 膀胱とか、どっかが悪くなっちゃうんですか？

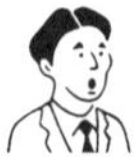

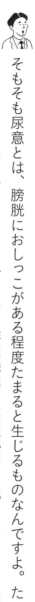

それがね、泌尿器科で検査しても、**排尿機能にはとくに問題ない**というケースがほとんどなんです。でも本人は行きたがる。

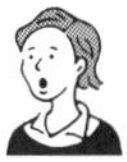

は〜。不思議ですねえ……。

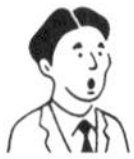

そもそも尿意とは、膀胱におしっこがある程度たまると生じるものなんですよ。たまっていないのに行きたくなる、しかし排尿機能には問題がない。ということは、**尿意を感じる脳のセンサーに異常が起きているのでは**？と私は捉えています。もちろん、**トイレに行ったことを覚えていない**のもあります。

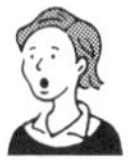

なるほど。それって、どういうときに行きたくなるとか、傾向はあるんですか？

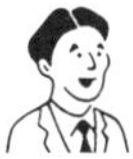

多いのは、「今から病院に行くよ」とか、**「今から○○するよ」の前**ですね。**一定時間トイレに行けないことに対して、不安がつのる**んだと思います。

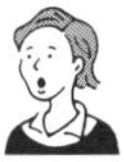

あ、たしかに私も、電車に乗る前はトイレに行きたくなります。

でしょ？　認知症の人の場合、一度不安にとらわれるとそれが長引きやすいので、「トイレに行かなきゃ」は不安の表れでもあるんです。あと家の中だと、**夜間にトイレに行きたがることが非常に多い**。これがね、家族がすごく困るんです。

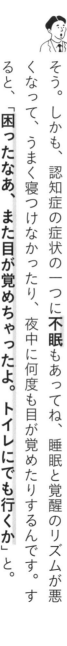

あ〜。夜中に何度もトイレに行って、そのつど、家族は物音で起こされて……。

そう。しかも、認知症の症状の一つに**不眠**もあってね、睡眠と覚醒のリズムが悪くなって、うまく寝つけなかったり、夜中に何度も目が覚めたりするんです。すると、「**困ったなあ、また目が覚めちゃったよ。トイレにでも行くか**」と。

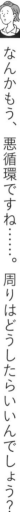

なんかもう、悪循環ですね……。周りはどうしたらいいんでしょう？

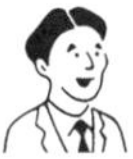

まずは、体内でおしっこができる仕組みを、簡単な言葉で本人に説明するといいかもしれません。おしっこは日中によくつくられて、夜間はそこまでつくられないんです。そのうえで、「**もう少したまるまで待ってみない？**」とかね。

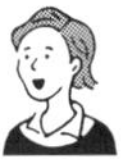

なるほど。

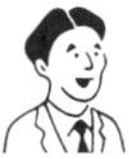

あとは、家にいるときは、日中の時間帯に**こちらから声をかけてトイレに誘導する**のもいいですね。朝起きてすぐ、昼食の前、夕方は1時間おきとか。**本人のトイレに対する思いを周りが汲みとってあげる**と、本人も安心して、トイレに対する思いが薄れるかもしれません。

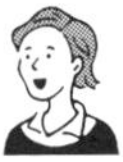

そっかあ。じゃあ出かけるときにも、こっちから相手に声をかけて、「今のうちに行っておこうか」とか、「向こうについたらまたすぐに行こうね」とか？

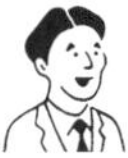

いいかもしれませんね。あとは、**夜に眠れないなら、かかりつけ医に睡眠薬の**

処方について相談してみるのも一つの方法ですね。なお、睡眠時無呼吸症候群という病気によって頻尿が起きていることも多いので、注意が必要です。

対応のヒント

前に行ったことを忘れるのと、尿意を感じるセンサーの異常により、何度もトイレに行きたがる。折を見てこちらから声をかけ、トイレへの思いを軽くする。

そのほかの症状❶
今日がいつなのかわからなくなる

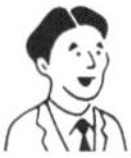

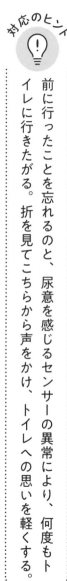

さて、ここからはそのほかの認知症の症状で、よくあるものについてお話ししま

しょうか。まだ「これぞ認知症！」というものがいくつか残っていますよね？

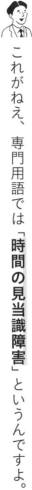

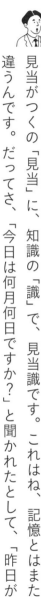

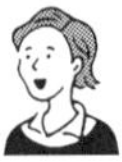
え？　え？　なんですか？（ドキドキ）

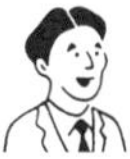
今日がいつなのかわからなくなる。聞いたことないですか？

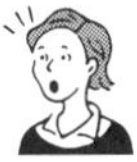
あ〜っ！　聞いたことあります！　これはなんで起こるんですか？

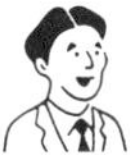
これがねえ、専門用語では「**時間の見当識障害**」というんですよ。

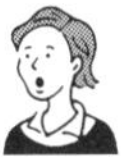
時間の……ケントウシキ？（すごい専門用語っぽいの出てきた……）あの、記憶の障害じゃないんですか？

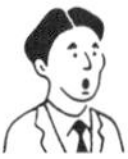
見当がつくの「見当」に、知識の「識」で、見当識です。これはね、記憶とはまた違うんです。だってさ、「今日は何月何日ですか？」と聞かれたとして、「昨日が

○月○日だったから、よって、今日は○月○日です」なんて答えないでしょ？

たしかに！　意識しなくても、なんとなくわかるというか……。

記憶力とも注意力とも、思考力とも違う。そうだなあ、いわく言い難い……**直感のようなもの**とでもいうのかな。気づきというかね。

直感……？　気づき……？　どうしよう、全然わかんないです先生！

いや、それでいいんですよ。そもそもよくわからないものなんです、見当識って。脳のどこが見当識を担っているのかさえよくわかっていないんです。だからまあ、**今日がいつなのかの〝見当〟をつけるのが見当識**だ、くらいの認識で大丈夫です。これが、認知症になると障害される、という感じです。

ああ、それならなんとか……（のみこめたぞ）。

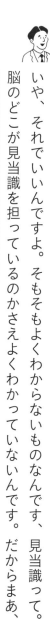

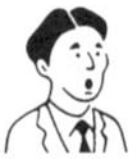

でね、これはもう自分ではなかなか思い出せないというか……わからないので、**今日がいつなのか、折に触れて周りが本人に気づかせてあげる**ことが大切です。よくグループホームとかだと、一日の始まりに「**今日は○月○日○曜日、時間は朝の○時です**」なんてあいさつをするんですよ。だから、家の中に日めくりカレンダーとか、今日がいつかわかるものを飾っておくといいかもしれないね。

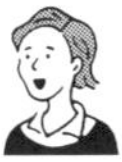

なるほど。そういう、地に足をつけるというか……。

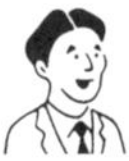

そういうこと。今日がいつかわからないっていうのは、本人にとってものすごく怖いことだから。それを取り除いてあげたら、穏やかに過ごせると思いますよ。

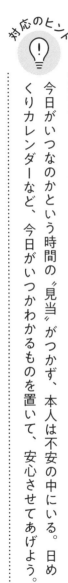

今日がいつなのかという時間の〝見当〟がつかず、本人は不安の中にいる。日めくりカレンダーなど、今日がいつかわかるものを置いて、安心させてあげよう。

そのほかの症状②

時計の文字盤が読めなくなる

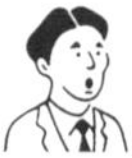

あとね、時計の文字盤が読めなくなるのも、認知症の症状の一つですね。

時計の文字盤が？　あの、長い針と短い針の、普通の時計ですよね？

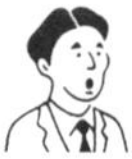

そう。まさに、長針と短針の持つ意味がわからなくなる。その位置が何を意味するのかを、正しく理解できなくなるんです。これはねえ、「**視空間認知障害**」といって……まあ、**方向感覚が悪いのと似たような感じ**だね。

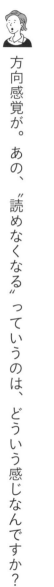

方向感覚が。あの、〝読めなくなる〟っていうのは、どういう感じなんですか？

たとえば、そこの時計を見てください。今は午後4時45分でしょ？　短い針が「4」と「5」のあいだを指して、長い針が「9」を指している。これを、認知症の人は「4時9分」と言ったり、あるいは「9時5分」と言ったりするわけです。

はは～……！　数字だけ拾って読んじゃうんですね。

そういうこと。あと、**「時計の絵を描いてください」って言われても、描けない**とかね。ものの位置関係を理解できないということは、図形を模写できないということでもあるので。

なるほど……。でも、時間がわからないと困りますよね？　さっきの、「今日がいつかわからない」っていうのも解決できないし……。

うん。だから、おすすめなのは、**デジタル時計を使う**ことだね。

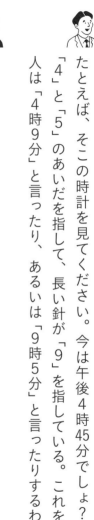

時計の文字盤が読めない

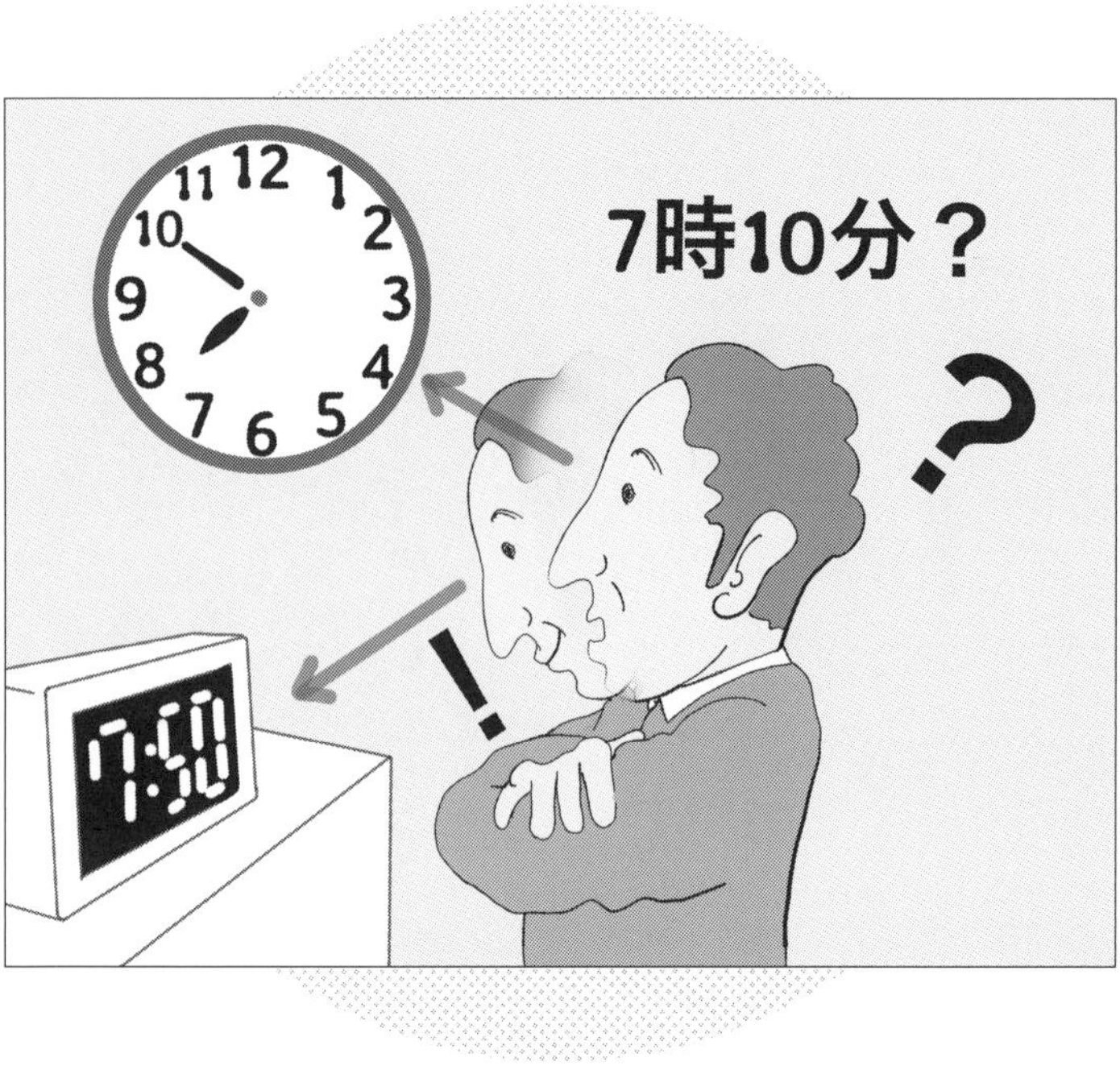

「7時50分」を示す時計を、「7時10分」と読み取るなど、長針と短針、数字の位置関係を正しく理解できなくなる。デジタル時計ならわかることが多い。

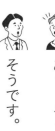

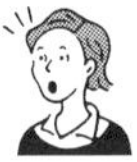
あっ、そうか！　パッと見ただけで、今が何時何分なのかがわかりますね。

そうです。できれば日づけなんかもいっしょに表示されるやつだと、なおいいですね。カレンダー的な機能を……あっ！

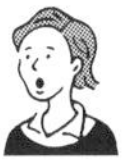
どうしたんですか先生？

カレンダーで思い出しました。さっき、日めくりカレンダーがどうとか言いましたが、カレンダーって、マス目状のものもありますよね？　というか、それが多いですよね。

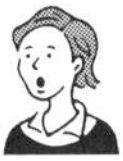
え？　はい。あの、ヨコに月・火・水・木・金・土・日……ってあって、タテに第1週、第2週って……普通の、オーソドックスなやつですよね？

そうそう。実は認知症の人って、**タテヨコ合わせが難しい**んですよね。だから、

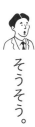

普通のカレンダーではうまく読み取れないことがあるんですよ。

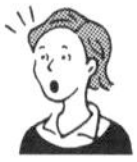

えーっ！

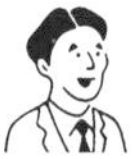

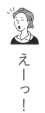

たとえば、私があなたにカレンダーを見せて「7月第3週の金曜日は何日ですか？」って聞いたら、あなたはきっと、曜日の列と、第1、2、3……と週の列を目でたどって答えるでしょ？　これが、認知症の人には難しいんです。

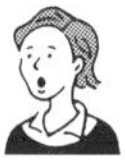

そうなんだあ……。

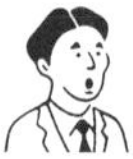

ほかにも、**映画館の座席表**とか、タテ列はアルファベットで、ヨコ列は数字で、「7のJ席」っていうふうに、場所を調べるでしょ？　あれも難しいし、**新聞のテレビ欄**もそうだよね。「○○局の夜9時の番組は……」とかさ、タテのラインと、ヨコのラインが交差するところを見るじゃない。あれも難易度が高いですね。

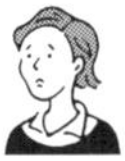

ひええ。けっこう、生活のいろんなところに影響しますね……。

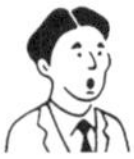

そうなんですよ。なので、話を戻しますとね、時計は文字盤じゃなくてデジタル時計がいい。できれば日づけもいっしょに表示されるタイプだと、なおいいと。そして本人にとっても、**時計が読めなくなるというのは、大きなショックを伴う**ものですから。もし「どうやって読むんだ?」と聞かれても、「そんなこともわからなくなっちゃったの?」なんて、間違っても言わないようにしたいですね。

対応のヒント

視空間認知障害によって、時計の長針と短針の持つ意味がわからず、時計の文字盤が読めなくなることがある。デジタル時計などを使うのがおすすめ。

そのほかの症状③

家族をほかの誰かと間違えたり、わからなくなったりする

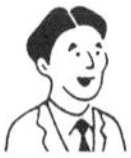

最後にもう一つ。これもよく聞くんじゃないかな？「おばあちゃん、遊びに来たよ」って言ったら、「あんた誰だい？」ってなるやつ。

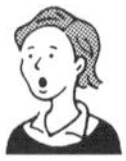

それ、聞きます！　認知症っていうと、そのイメージがすごく強いです。家族である自分のことを忘れちゃうって……。

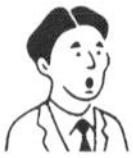

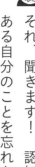

これは、さきほど時間の見当識障害についてお話ししましたが、**人の見当識障害**といわれるものです。「**今、目の前にいる人は、自分とどういう間柄の人か？**」というのは、もちろん記憶も関係していますが、どちらかというと、これも直感

的なものじゃないですか。それがピンとこなくなるんですね。

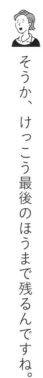

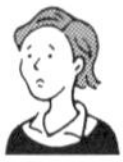
なるほど……。なんか、頭ではわかっていても悲しいです。

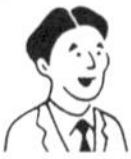
とはいえ、そんなにすぐには表れないんですよ？　顔など、ビジュアルの記憶というのはけっこう最後まで残ります。アルツハイマー型認知症なんかだと、まあ、初期に出る人もいるかもしれないけど、大方は中期くらいかなあ……。

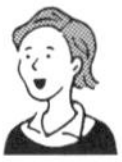
そうか、けっこう最後のほうまで残るんですね。

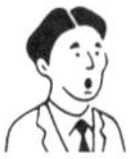
うん。あ、でも**レビー小体型認知症だと、比較的早くから出ることがあります**。レビー小体型の場合、忘れるというよりは、誰かと間違える。たとえば妻に「姉さん」と言ったり、自分の妹を娘と間違えたりね。

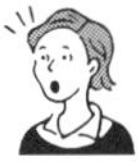
へえ〜！　それってそういう、家族とか、自分に近い人と間違えるんですか？

親族とか、**自分と関係の深い人が多い**ですね。

そうなんだ……。先生、もし相手にそうやって、ほかの誰かと間違えられてしまったり、自分のことを忘れられてしまったりしたら、こっちはどうするのがいいんでしょうか。「違うよ」ってそのつど訂正してもいいものですか？

訂正するかどうかはケース・バイ・ケースですね。ただ、相手はそう思いこんでいる、忘れてしまっているので、それを「しっかりしてよ！」とかね、「なんでだよ、忘れちゃったの？」と**責めるのは、かえって混乱させてしまう**かも。

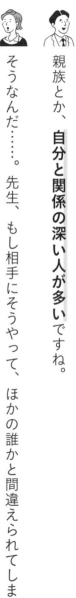

ああ、言っちゃいそうです……。

そう思うのはいいんですよ、ご家族の感覚としては、それが普通ですから。ただ、**できれば相手の話に合わせてあげる**といいかもしれませんね。あるいは、「おばあちゃん、○○だよ。それでね」くらいに、**サラッと流す**とか。

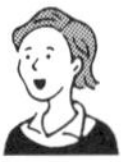

そっか、そこに突っかからないほうがいいんですね。

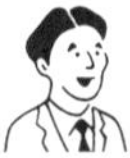

そういうことです。間違えられたり、忘れられたりすると当然、周りはショックを受けますが、**認知症がそうさせている**だけですから。そこは理解してあげてほしいですね。

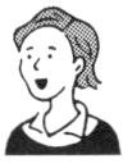

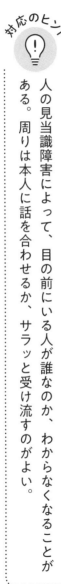

わかりました、覚えておきます。

対応のヒント

人の見当識障害によって、目の前にいる人が誰なのか、わからなくなることがある。周りは本人に話を合わせるか、サラッと受け流すのがよい。

認知症がさらに進むとどうなるの？

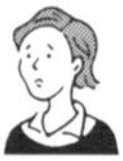

先生、これまでいろいろ、認知症になると表れる症状について聞いてきましたが……もし、認知症が極端に進んじゃった場合、その人はどうなっちゃうんですか？
末期の状態というか、行きつく先というか……。

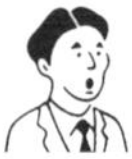

そうですねえ。認知症の末期ともなると、体に関しては、腕や脚などの四肢が硬直していくことが考えられますね。関節や筋肉がガチガチになっていくというか……これを「拘縮《こうしゅく》」というんですが。

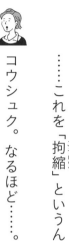

コウシュク。なるほど……。

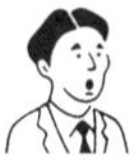

あとは、意識のほうは「傾眠」といって、こちらが話しかけるとか何かしない限りは、ずっと目をつむっている……反応がにぶい状態になるでしょうね。あとは自分で食事するのも難しくなるかなあ。で、最後は寝たきりになると。

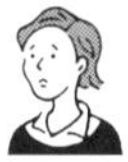

はあ〜。自分で聞いておいてなんですが、怖くなってきました……。

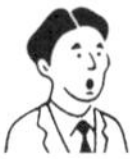

うん。でも、**認知症に限らずどんな病気でも、長く患っていると同じような感じになっていきます**よ。認知症に特異な末期状態なわけではないです。いってみれば、老衰の末期だってそういう感じですよ。

あっ、そうなんですね？

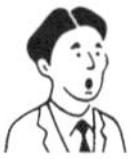

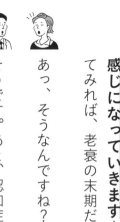

そうです。あと、認知症そのものでは死なないというか、日本では、認知症は死亡診断書の原因にはならないです。

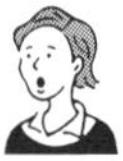

えー！　知りませんでした。

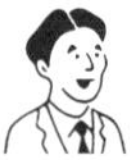

たしかにね、認知症は怖い病気かもしれません。記憶がなくなったり、できないことが増えていったりするというのは、なかなかつらいものではあります。でも、今は**認知症の進行スピードを遅らせる薬**というものが出ていますし、**生活面は介護サービスを含め、周りのサポートである程度まかなえます**。認知症の患者さんご本人も、そしてご家族も、悲観的になりすぎないことは大切ですね。

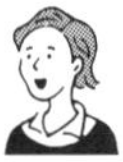

そっかあ……。怖いですけど、でもそう言ってもらえると、少し前向きになれる気がします。

まとめ

認知症が末期まで進むと、最後は寝たきり状態に。でも、症状の進行を遅らせる薬や、介護サービスなどのサポートを使って、生活を続けていくことは可能。

認知症って治せないの？

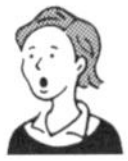

先生、今私スルーしちゃいましたけど、〝認知症の進行スピードを遅らせる薬〟っていうのがあるんですか？

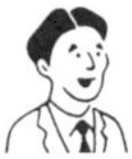

ありますよ。「**抗認知症薬**」といって、日本では今のところ、「ドネペジル」「ガランタミン」「リバスチグミン」「メマンチン」という、4つの薬を使うことができます。ざっくりいうと、前の3つは**脳の働きを活性化させる薬**で、最後のメマンチンは、**脳の興奮を鎮める薬**です。いずれも、アルツハイマー型認知症に対して使われますね。

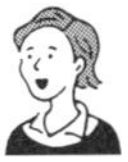

あの、それって症状の進行を遅らせるだけなんですか？　治す薬は？

それがねえ、今のところ、認知症を根本的に治す薬というのは出ていないんですよ。残念ながらね。

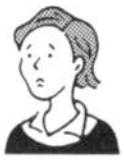
そうなんですか……（がっかり）。

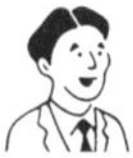
でもね、最近、新しい薬がアメリカで承認されたんですよ。日本での承認はまだなんですが、「レカネマブ」と「アデュカヌマブ」といってね。

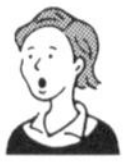
え？　すみません、もう一回お願いします（すごい噛みそうな名前……）。

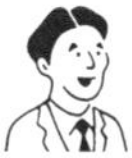
レカネマブと、アデュカヌマブです。これは、そうだなあ……アルツハイマー型認知症では、主にアミロイドβという異常なたんぱく質が脳にたまると説明しましたよね？（↓P33）

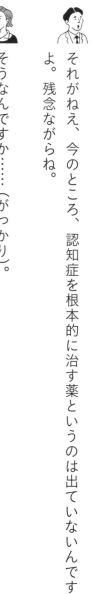

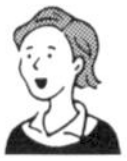

はい。

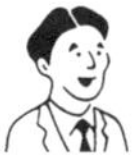

レカネマブとアデュカヌマブは、そのアミロイドβを追っ払う薬です。アルツハイマー型認知症において、根本的な悪さをする要因に働きかけるんです。

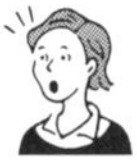

え!? すごいじゃないですか! ということは、この薬で根本から認知症を治せるっていうことですよね?

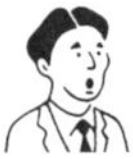

と、思うじゃない? でも人間の脳っていうのは、たまってきたアミロイドβを追っ払っても、**また新しいアミロイドβがたまってしまう**んですよ。イメージとしては……川からつながっている池の水とでもいうのかなあ。今ある池の水を一生懸命バケツでかき出しても、川からまた流れてくる。きりがない。

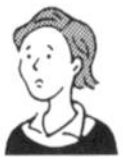

そうか……。じゃあやっぱり、完全に治すのは難しいんですね。

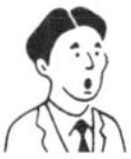

そう。しかも、この薬は主にさっきお話しした、認知症一歩手前のMCI（↓P136）の段階で使う薬なんですよ。進行を食い止めるのは難しいけれど、**MCIから本格的な認知症に進んでしまうのを、約7・5か月遅らせる**といわれています。つまり、あるときから10か月後に認知症になるとしたら、それを17・5か月後まで延ばせるということです。

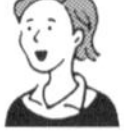

へえ～！　それはそれですごくないですか？　希望が持てるというか……。

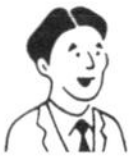

うん。そのぶん、ずっと使い続ける必要はあるけどね。認知症を治す薬というのは、なかなか開発が難しいですが、研究はどんどん進んでいるので、これからもいろいろな薬が出てくると思いますよ。

まとめ

認知症を根本から治療する薬は、残念ながらまだない。でも、進行を遅らせる薬の開発は進んでおり、これからも選択肢は増えるものと思われる。

PART 3

予防編

認知症にならないためにできることはありますか？

できれば認知症にはなりたくないし、
親にもなってほしくない。
予防ってできるものなのかな？
脳トレとか効きそうだけど……？

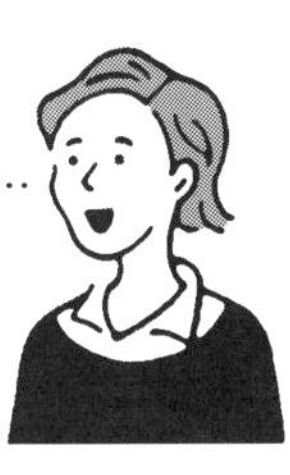

認知症って予防できる？サプリメントや食事の効果は？

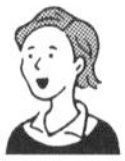

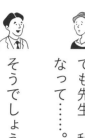

認知症がそもそも何なのか、認知症になるとどうなるのか、ここまで聞いてきて……なんていうか、得体のしれないものに対する怖さみたいなのは、やわらいできました（ちょっとだけど）。

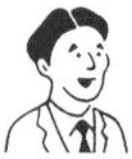

そうですか。それはよかったです。

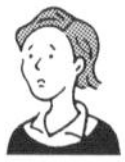

でも先生、私、できれば認知症にはなりたくないです。親にもなってほしくないなって……。

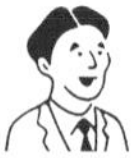

そうでしょうね。そう思うのが普通です。

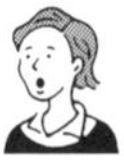

認知症にならないためにできることって、ありますか？　たとえば、脳にいいサプリメントとかあるじゃないですか。ああいうのを飲めば、ちょっとは……。

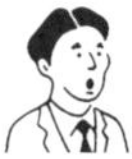

たしかに、「記憶力の維持に役立つ」とか、認知機能に関わる機能性を標ぼうしたサプリメントはよく見かけますね。まあ、悪いものではないですし、そういったものを補助的にとること自体は否定しません。ただ、**それで認知症を防げるかといわれると、これまた別の話**です。

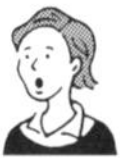

……えっと、つまり……？

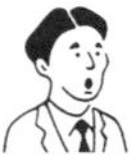

まあ、**認知症を防ぐという効果は、残念ながらない**んじゃないでしょうか。

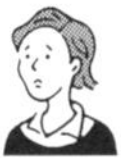

そうなんですね……（がっかり）。

エビデンス（科学的根拠）に乏しいんじゃないかと思います。少なくともサプリメントに関して、認知症の学会などで認められたものはないですね。2019年には、WHO（世界保健機関）から『認知機能低下および認知症のリスク低減』*というガイドラインが出ましてね、その中で、**栄養成分を含むサプリメントについて、認知症の予防効果の可能性を否定しています**。はっきりと。

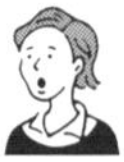

はっきりと、ですか。

はい。まあ、繰り返しますが……サプリメント自体は、悪いものではないのでね。普段の食事で栄養が不足しがちだから、それで補う、というのはかまいませんよ。ただ、認知症の予防効果は期待しないでねと。そういうことです。

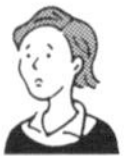

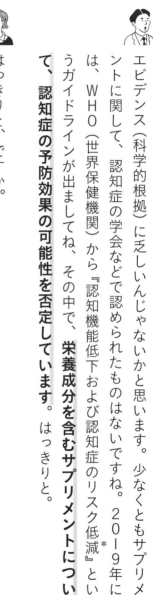

そっかあ……。じゃあ先生、食べ物は？　認知症のリスクを下げるために、普段の食事で何か気をつけるといいこととかはないですか？

＊日本語版。オリジナルの英語版は「Risk reduction of cognitive decline and dementia」。

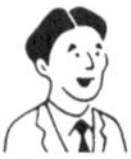
ああ、あるにはありますよ。「**地中海食**」なんていうのが。

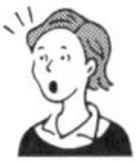
あるんだ！　何ですか、それ。

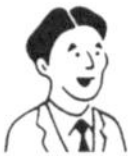
イタリア料理とか、スペイン料理とか……地中海の沿岸諸国の食習慣なんですが、簡単にいうとね、〝**西洋風の和食**〟ですよ。「**野菜や果物をたっぷり、肉よりは魚を多く食べましょう**」という食事です。日本の和食と似ていますね。

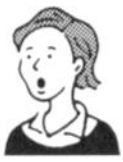
西洋風の和食……なるほど。

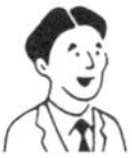
ただ、日本の和食と違うところは、今お伝えした食材のほかに、ピーナッツやくるみといった**ナッツ**や、**オリーブオイル**が加わることですかね。あとは、食事といっしょに**適量の赤ワイン**を飲むとかね。

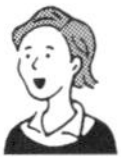
へえ〜。そういう食事をすると、認知症の予防に役立つんですか？

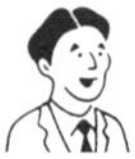

その可能性があるといわれています。さきほどお話ししたＷＨＯのガイドラインで、推奨度は限定的ではありますが、こういう食事を続けることで、**認知症のリスクを低下させるかもしれない**ことが指摘されているんです。

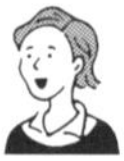

そうなんですね！　でも、なんでだろう？　何がいいんですか？

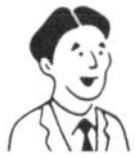

おそらくは「**抗酸化物質**」と呼ばれる栄養素が含まれるのがいいんでしょうねえ。「酸化に抗う」と書いて、抗酸化物質。「抗酸化成分」ともいいますね。

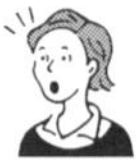

抗酸化物質！　いかにもよさそうな名前ですねえ。

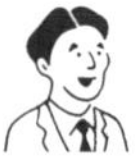

野菜や果物、ナッツ、オリーブオイルには、**ビタミンE**とか、**ポリフェノール**などの抗酸化物質が多く含まれていて、**細胞の酸化を抑える働き**があるんです。細胞の酸化は遺伝子異常を起こしやすくするので、当然脳にもあんまりよくない

わけです。

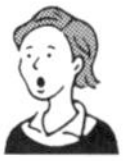

遺伝子異常……あ、PART1（↓P27図）でやったやつですね！

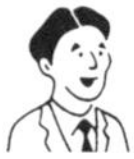

そうです。赤ワインにもポリフェノールが含まれていて、これはまあ、原料のぶどうの皮からきているんでしょう。あとは、魚の脂には、**DHAやEPAといった多価不飽和脂肪酸**が多く含まれています。これらは人間の脳にも存在していて、とくにDHAは、**神経細胞同士のスムーズな情報伝達に欠かせない**といわれていますね。

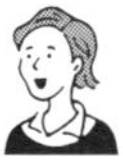

ほうほう……あのー、とはいえ、さっきのお話だと、サプリメントでこのへんの栄養素をとっても、認知症の予防効果はないんですよね？

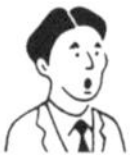

そうなんですよ。まあつまり、「これさえ食べていれば認知症にならない」という話ではないんです。野菜や果物をたっぷりとって、肉ばかりじゃなくて魚も食べ

て……というふうに、**いろいろな食材を食べれば、そのぶんさまざまな栄養素をまんべんなくとれる。**これが、体の健康だけじゃなくて、脳にとっても大切なんですよ。

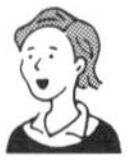

はは〜。やっぱり食事って大事なんですねえ……。

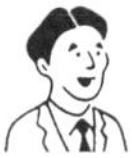

そういうこと。食事の栄養バランスに関する有名な標語で「**まごわやさしい**」って聞いたことありませんか？　医学博士の吉村裕之先生が提唱したものでね、健康な生活を送るためにとりたい食品の頭文字をとっています。

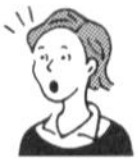

へえー！　はじめて聞きました。

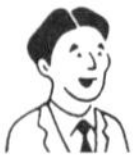

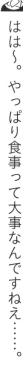

最近では、これに「た」と「ち」を加えた「**まごたちわやさしい**」なんていうのもあるみたいで……こんな感じですね（↓左ページ）。

「まごたちわやさしい」を意識しよう

ま **豆** ………… 豆類、大豆製品など。良質なたんぱく質を含む。

ご **ごま** ……… ごま、ナッツなど。ビタミンやミネラルが豊富。

た **卵** ………… 良質なたんぱく質を含む。

ち **乳製品(ちち、チーズ)**…… たんぱく質とカルシウムが豊富。

わ **わかめ(海藻)** ………… わかめ、昆布、ひじきなどの海藻類。ミネラルが豊富。

や **野菜** …… 緑黄色野菜、淡色野菜など。ビタミンやミネラル、食物繊維が豊富。

さ **魚** ………… とくにマグロやカツオなど、青背の魚。DHAやEPAが豊富。

し **しいたけ(きのこ)** …… しいたけ、しめじ、エリンギなど、きのこ類。ビタミンや食物繊維が豊富。

い **いも** ………………………… じゃがいも、さつまいも、さといもなど。食物繊維が豊富。

↓

いろいろな食材をまんべんなく食べることが体だけでなく脳の健康にもつながる

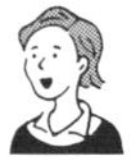

すごい、だいたいの食材を網羅している感じがします。覚えやすいですねえ。

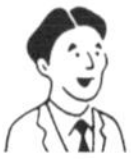

ね？　食事の際は、ぜひ意識してみてください。

まとめ

野菜や果物をたっぷり、肉より魚を多く食べる「地中海食」をはじめ、認知症予防には、さまざまな食材をまんべんなく食べることが大切。

〝脳トレ〟に認知症の予防効果はある？

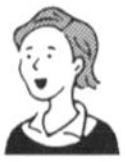

先生、最近よくテレビで脳トレの番組をやっているじゃないですか。書店とかでも、「脳を鍛える！」って売り出されているドリルを見かけますよね。

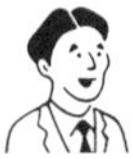

ありますね。

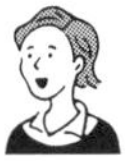

ああいうので脳を鍛えれば、認知機能が高まって認知症予防になるってことは？　私けっこう脳トレが好きで、親といっしょに楽しんでやっていて……。

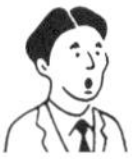

これはねえ、うーん……親子で楽しくやっている、それは素晴らしいことですよ。ぜひ続けてください。ただね、ちょっと言いにくいんだけど、ああいうのをやっているのは、世界的に見ても日本だけじゃないかともいわれているんですね。

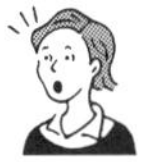

えっ！　そうなんですか？

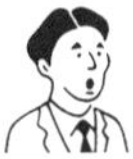

そうなんです。それでね、たとえば日本の脳トレのドリルとかで解くものって、多くは小学校のテストの問題とか、そういうものの焼き直しが多いでしょう？　私から言わせてもらうと、**そういう問題を解くときに求められる知能と、認知症**

で障害される知能って、別ものなんじゃないかと思うんです。

ええーっ！

使う頭の部分が違うというかね。ほかの国でやっているような、いわゆる「コグニティブ・トレーニング」と呼ばれるものとは、全然違うんです。

コグニ……なんですか？

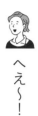

コグニティブ・トレーニング。「コグニティブ」は「認知の」という意味ですね。脳トレにおいては、アメリカで開発された「ブレインHQ」というオンライン脳トレゲームなどが有名です。これは世界的な脳科学者や研究者たちが長年の共同研究の末につくったもので、多くの論文でその効果が実証されています。

へえ～！

で、話を戻しますとね、いわゆる日本式の脳トレも、なかには、認知機能によい効果をもたらすものもあるかもしれないけどね？　でも、**認知症を防ぐとか認知機能を高めるとか、そういうものとは基本的には別もの**と思っていただいたほうがいいと思います。

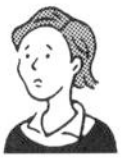

そうなんですね……ちょっとショック。

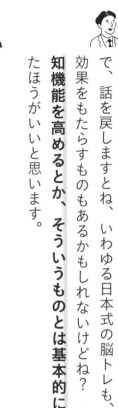

まあ、脳は使わないより使ったほうがもちろんいいですし、さきほども言いましたが、楽しんでやることは大事ですから。あまり気を落とさないでください。

まとめ

学習問題を解く脳トレで認知機能が高まるかどうかは、定かではない。楽しんでやるのはもちろんＯＫ。

結局、脳のどこを鍛えるといいの？

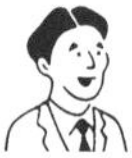

まあ、あれこれ言いましたけど、要はボケずにいたいと。そのために脳をトレーニングするのはどうなのかと。この発想はいいんですよ。で、脳トレについてもう少し説明を付け加えると……ＰＡＲＴ１で、「認知症は、脳のどこにダメージを負うかで表れやすい症状が異なる」という話をしましたよね？

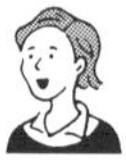

はい。認知症の４大原因疾患（↓Ｐ35図）のところで、先生がチラッと言っていたやつですよね？

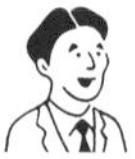

そうです。でね、脳の働きというのは部位ごとに異なっていて、ざっくりまとめるとこんな感じです（↓左ページ）。

脳の部位とその働き

前頭葉

注意力や集中力などをつかさどる。感情や行動をコントロールする。
言語機能にも関わる。

頭頂葉

空間や立体を認知する力（視空間認知）や、方向感覚などをつかさどる。

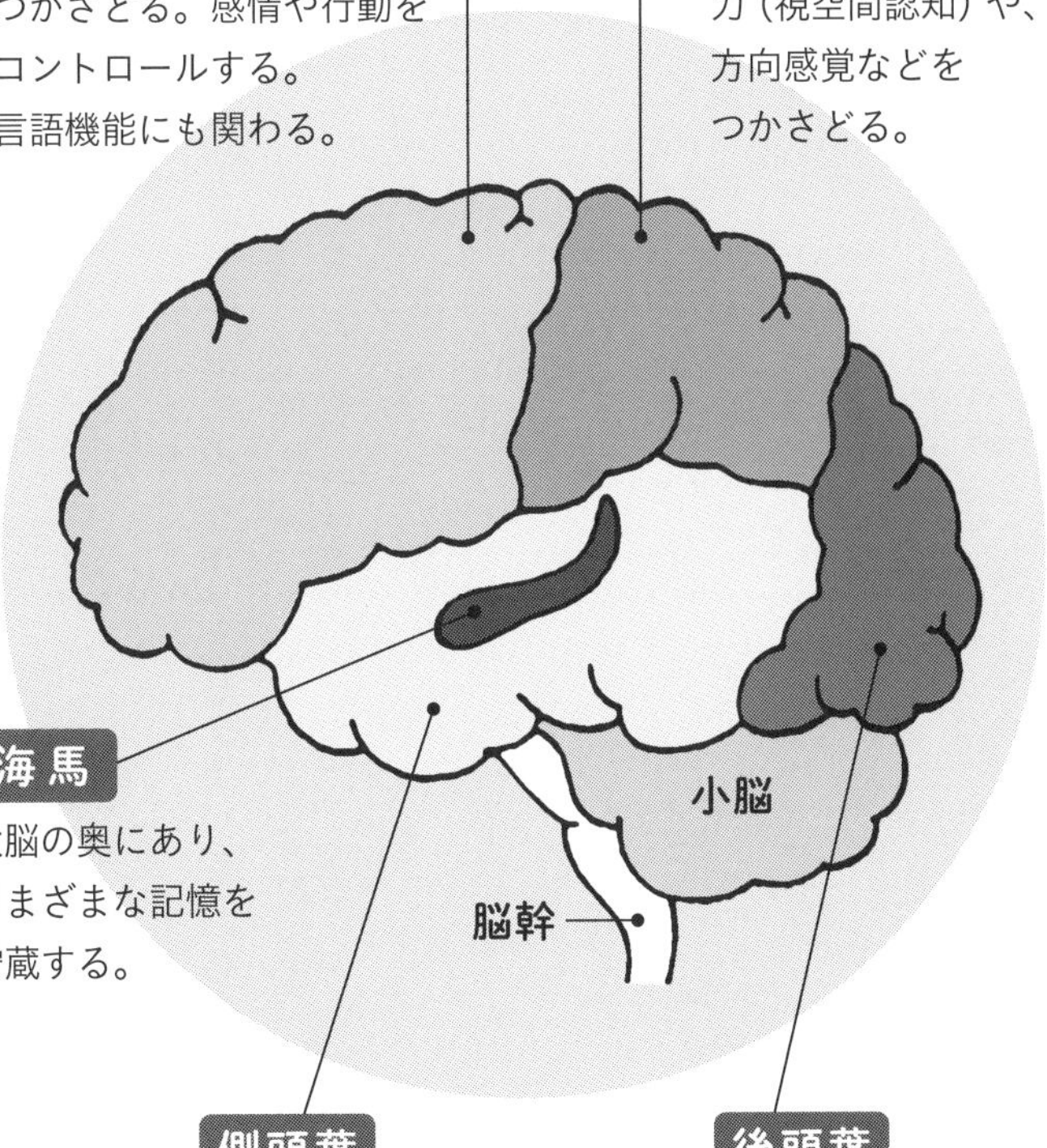

海馬

大脳の奥にあり、さまざまな記憶を貯蔵する。

側頭葉

言語の理解などをつかさどる。
聴覚や嗅覚から得た情報を理解する。

後頭葉

視覚などをつかさどる。ものの色、形、明るさなどを認識する。

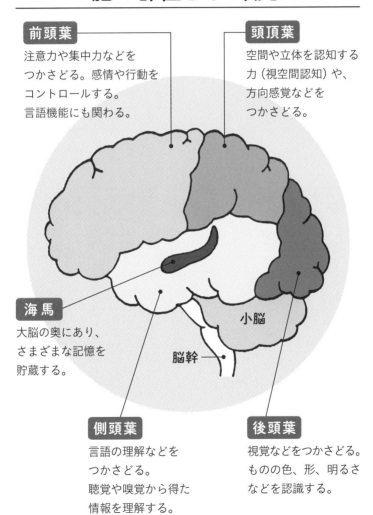

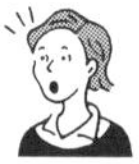

ほ〜！　こんなふうになっているんですねえ。

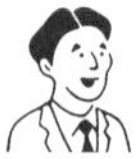

そうなんです。脳の大部分を占めるのが「大脳」で、その表面にある大脳皮質が、「前頭葉」「頭頂葉」「側頭葉」「後頭葉」という、4つの〝葉〟に分かれていると。でね、脳の内側に「海馬」というところがありますよね。

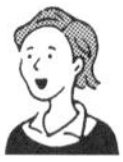

はい、あります。

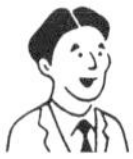

記憶をつかさどるのは、主にこの海馬です。となると、年齢とともにもの覚えが悪くなってきたとか、MCI（↓P136）に片足を突っこんでいるとか、記憶が悪くなってきたなら、脳トレでここを鍛えたらいいじゃないか、と思いませんか？

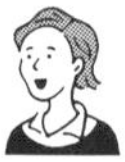

思います。もの忘れとかよくなりそう。

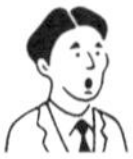

たしかに海馬は、運動したりよく眠ったりして活性化することはできるといわれています。でも、**衰え始めた海馬を鍛えるのは、なかなか難しい**んですよ。

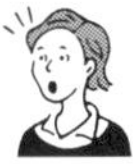

ええっ！　そうなんですか？

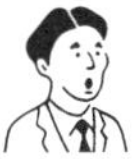

そもそも、認知症の大半は、アルツハイマー病をはじめとする神経変性疾患によるものだとお話ししましたよね。それによって脳の神経細胞が溶けてしまうと。

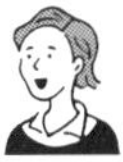

はい。不思議ですけど溶けちゃうんですよね。

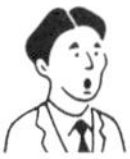

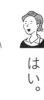

そうです。でね、じゃあアルツハイマー病によって、大脳皮質やら、海馬やらの神経細胞が、溶け始めてしまっているとします。その溶け始めた部分に対して、脳トレで「ほら、がんばれ！」って刺激したら、どうです？

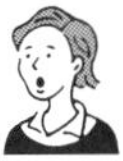

……もう溶け始めてるんですよね？　もしかして、もうどうにもならない？

そうです。ということは、刺激しないといけないのは、溶けていく、衰えゆく神経細胞ではなくて、まだ無事な部分。もっというと、**脳の中でも今まで使ってこなかったような部分**なんです。よく「人間の脳には生まれつきすごい数の神経細胞があるけれど、死ぬまでに半分も使わない」とか、いうじゃないですか。その、使われていない予備の部分にアプローチするんです。

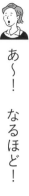

あ～！　なるほど！

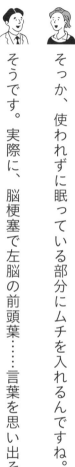

だから、やられ始めている海馬を助けてあげようとか、海馬にムチを入れて奮い立たせようとか、脳トレでやるべきはそういうことじゃないと思うんですよ。

そっか、使われずに眠っている部分にムチを入れるんですね。

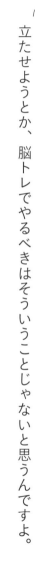

そうです。実際に、脳梗塞で左脳の前頭葉……言葉を思い出そうとするときのエ

ンジン部分が障害されて、言葉が全然出なくなった人がいたんですが、半年間、言語聴覚士さんがついてトレーニングしたら、言葉が少し出るようになったと。

え！　それはすごいですね。

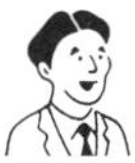

でね、その人の脳波を調べたら、障害されてしまった部分と反対側の脳の同じところ、つまり右脳の対称となる部分が、ピカピカ光った。ということは、今まで使っていた左脳から、今まで使っていなかった右脳に、**言葉を思い出すという機能がバトンタッチされた**ということです（↓次ページ図）。

ええー！　そんなことが!?

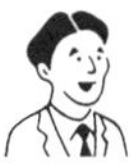

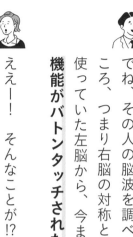

その人の脳の中で、新しい神経回路ができたんですね。おもしろいですよねえ。で、話は戻りますが、脳トレの本質はここにあると思うわけです。

使っていない部分を活性化させる

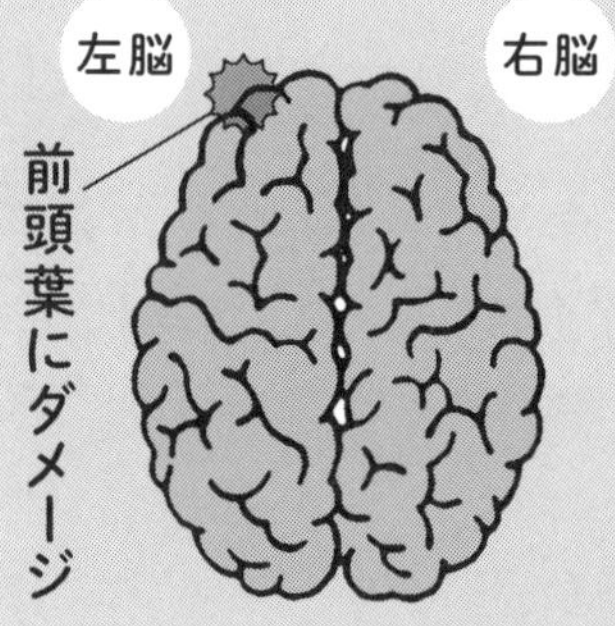

脳梗塞によって脳がダメージを受け、言葉が出にくくなった

脳の血管が詰まる脳梗塞を発症し、左脳の前頭葉にダメージを負った血管性認知症の例。言語機能に支障をきたし、言葉が出にくくなってしまった。

リハビリ(トレーニング)を続けていると……

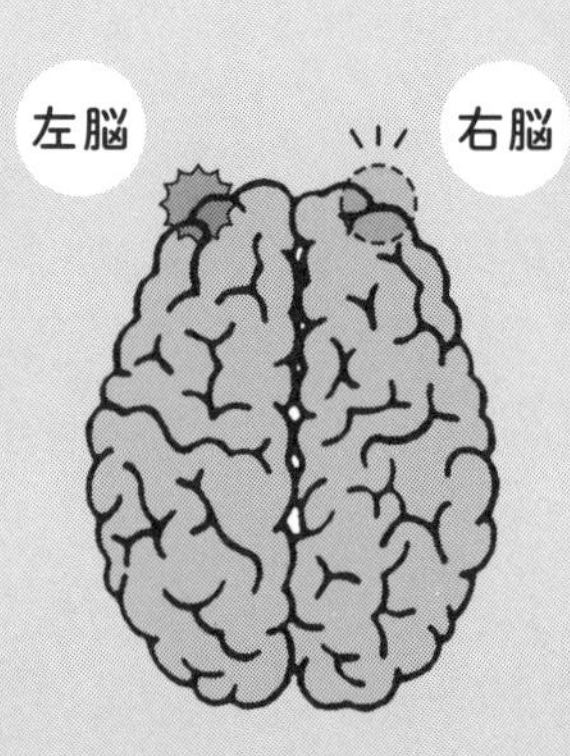

反対側の脳の今まで使っていなかった部分が使われ出した

半年間、言語聴覚士のもとでリハビリを続けていると、言葉が少し出るようになった。脳波を調べると、今まで使われていなかった右脳の前頭葉の一部が活性化していることが判明した。

※データ・資料提供：朝田隆

なるほど。脳の中の、今まで使ってこなかった部分を目覚めさせて、衰えていく部分の肩代わりをさせる……みたいな感じですね？

そうそう。ということなら、**今までやってきたことと同じことをやっていてもあんまり意味がない**わけです。つまり、**新しい経験、新しい訓練**をすることによって、無理やり新しい神経細胞を動員しないといけない。使っていなかった脳を刺激できるような、別の手を使うんです。

なるほど……。じゃあそういう、特別な脳トレを……!?

まあ、いわゆる脳トレでもいいです。さっきのブレインHQしかり、私の書いた脳トレ本（『認知症予防の権威が明かす　100歳までボケずに生き抜く朝田式「脳トレ」』大和出版）なんかを読んでいただいても……でも、もっと単純な話ですよ。

単純な話？　と、いうと？

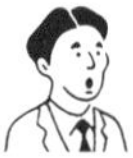

たとえば、「私は囲碁5段で、最近はオンラインゲームでも毎日碁を打っているんです」という人がいたとしますね。そういう人は、**将棋を始めてみる**とか。

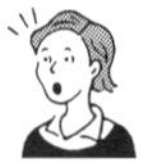

あ、そっか！　将棋だったら、囲碁とはまた別の頭の使いかたをしますもんね？

そういうことです。まあ、それで必ずしも新しい神経回路ができるかはわかりませんけど、期待はできるんじゃないでしょうか。

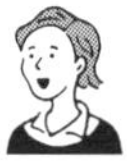

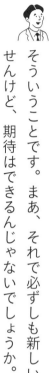

そういうことか～！　わかりました。何か新しい趣味を見つけます！

まとめ

認知症予防において鍛えるべきは、脳の中の今まで使ってこなかった部分。日常生活に新しい経験などを積極的に取り入れ、脳を活性化させるとよい。

2つのことを同時にやると認知症予防にいいって聞いたけど？

そうだ、先生！　もう一つ聞きたいことがあったんです。よく、何かをしながらもう一つ何かをすると脳にいいっていうのを聞くんですけど、これはどうなんでしょう？

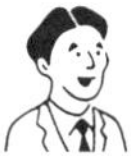

「デュアルタスク・トレーニング」のことでしょうかね。

あ、そうです、なんかそんな感じの名前です（噛みそう……）。

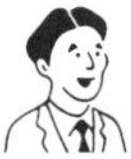

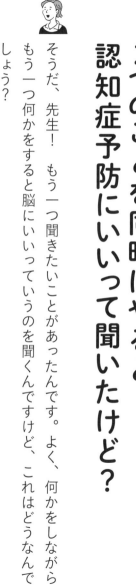

たとえば、足踏みをしながら「野菜の名前」をどんどんあげるとか、歩きながら俳句を考えるとか……デュアルタスク・トレーニングでは、**体を動かしながら脳**

を使うのがポイントですね。体を動かすことで**運動や感覚をつかさどる脳の領域**が刺激されて、いっぽう、頭を使うことで**思考に関わる脳の領域**が刺激されるので、認知機能のアップにつながるといわれています。

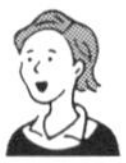

やっぱり！　じゃあこれも、生活に取り入れていくのがいいんですね。

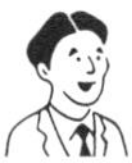

そうですねえ。まあ、デュアルタスク・トレーニングに限らなくても、そもそも**運動自体が認知症予防にいい**んですよ。

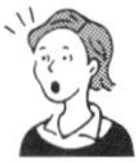

えっ！　そうなんですか？

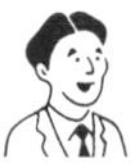

はい。運動といってもいろいろあるんですが、おすすめはウォーキングとかサイクリングとか、いわゆる**有酸素運動**ですね。有酸素運動は、**脳の知的活動をつかさどる前頭葉の働きをよくする**といわれています。

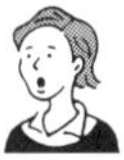

へえ〜！　あの、運動ってどのくらいやればいいんですか？　もう毎日、すごいがっつりやらないとダメですか……？（できないかも……）

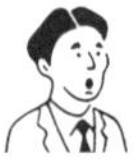

いや、毎日じゃなくてもいいんですよ。**週3回以上、1回20分以上**というのが目安です。ただ、ウォーキングの場合はゆっくり歩いても効果が薄いので、**会話がぎりぎりできるくらいの速足**がいいでしょうね。歩くのが嫌なら、なわとびなんかでもいいですよ。家の中で踏み台昇降とかもありですね。

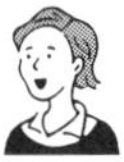

あ、そんな感じでいいんですね？（じゃあできるかも）

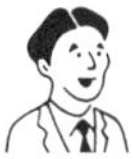

大切なのは続けること、習慣化することです。運動は、さきほどサプリメントのところ（→P176〜）でお話しした**WHOのガイドラインでも、その有効性が指摘されています**し、生活習慣病の予防にもなりますので。やって損はないです。

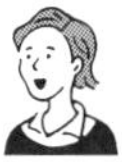

はあ〜。食事といい運動といい……なんだか、本当に普通のことでいいというか、

毎日の生活が大切なんですねえ……。

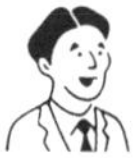

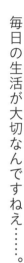

そういうことです。あとはそれに加えて、日ごろから頭をよく使う。それもできれば、新しい体験で新しい刺激を得られれば、なおよい。そんな感じですね。

まとめ

体を動かしながら脳を使うデュアルタスク・トレーニングには、認知機能アップが期待できる。週3回以上、1回20分以上の有酸素運動も認知症予防に◎。

PART 4

介護者の心のケア編

正直、認知症の介護がつらいです

やっぱり、認知症の介護って
大変そうだなあ……。
介護がつらくなったとき、
どうしたらいいんだろう。

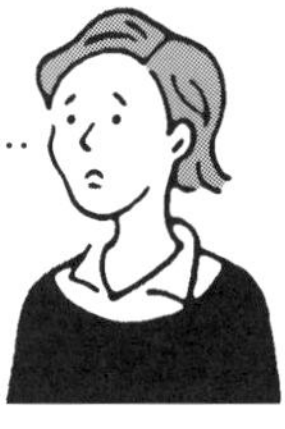

親が認知症になったことを受け入れられません

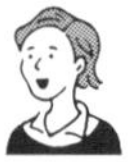

先生、私……認知症についてだいぶ、理解が深まってきた気がします。もし将来、自分の家族が認知症になってしまったときの、心構えができてよかったな、って。でも……そうはいったって、実際にそうなったら、悲しいじゃないですか。

そうですね。おっしゃるとおりです。

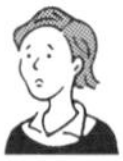

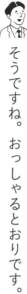

ちゃんと現実を受け入れられるのかなって、やっぱり自信がなくて……。みんな、自分の家族が認知症になったとき、それをどうやって受け入れていくものなんでしょうか。

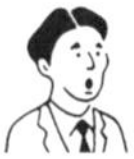

これはねえ、とても難しい問題です。最初はね、みんな、**怒りから入る**ことが多いんです。

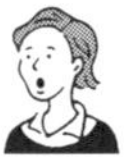

怒り？

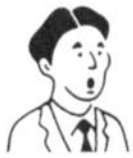

本人に対して、「しっかりしてよ！」って、怒ったり叱ったりする。「そんなはずはない」って、現実否定というか……**自分の親が元気ではつらつとしていた姿を覚えているからこそ、受け入れられなくて**ね。「今日はたまたま調子が悪いだけなんだ」とかね。

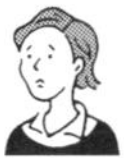

うう、リアルに想像できます。そうですよね、考えたくないですよね。

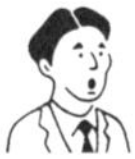

現実に直面させられるのはつらいですから。私にも「先生、どうにかならないの？」「先生の薬、全然効かないじゃん！」とおっしゃられたり……。無理もないですよね。

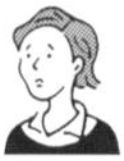

そうなんだ……。

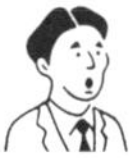

つまりそういう、**「そんなはずはない」という気持ちは、怒りというかたちで表れやすい**んですよ。でも、それが普通です。みんなが通る道なんです。だから、これは気休めにしか聞こえないかもしれませんが……**時間が解決してくれるもの**だと思います。こればっかりは、それに尽きるんじゃないでしょうか。

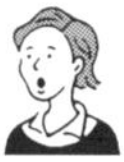

時間が……それは、ちょっとずつ受け入れられるようになるってことですか？

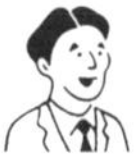

はい。みんな最初は否定や怒りから入る。もしかしてもとに戻るんじゃ？　なんて希望を抱いたり、やっぱりだめかと落胆したり、長いことぐるぐる悩む。でも、診察をしているとね、それこそ半年とか1年とか経ってくると、ご家族がだんだん変わってきたなというのがわかるんです。**認知症の患者さんのあるがままの姿を受け入れて、上手にコミュニケーションをとるようになられた**なって。

家族がたどる心理段階

1段階

戸惑い、否定的なケアをする

相手が認知症になったことに対し、「そんなはずはない」と受けとめられない。怒る、叱るなど、否定的な対応（ケア）をする。

2段階

認知症であることを認めて否定から脱しようとする

事実を受けとめきれないが、少しずつ認めようとし、相手への対応のしかたに変化が表れる。

3段階

「もしかして、もとに戻れるのでは」と期待する

きちんと説明すれば伝わるのではないかなど、希望を捨てきれず、相手を説得しようとする。

4段階

あきらめたり、放棄したりする

本人に怒ってもしかたがない、病気は治らないということに気づく。「何をしたってだめだ」とあきらめる。

ここを行ったり来たりする（心の葛藤）

5段階

新たなケアを試みられるようになる

こちらの対応のしかたで本人の状態が変わるなど、病気に対する理解が進む。相手に合わせて対応（ケア）できるようになる。

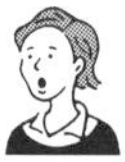

そうなんですね……！

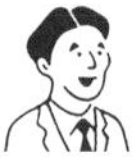

だから、ご家族としてはつらいし、しんどいと思います。一朝一夕ではいかないでしょう。中にはずっと葛藤の渦にとどまってしまう人もいるかもしれません。でも向き合い続けていたら、フッと受け入れられるときは、きっと来ますから。

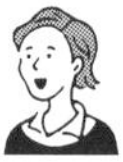

そっか……みんなそうやって、悩みながら、少しずつ受け入れていくんですね。

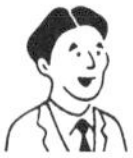

そうです。だから、焦らなくていいんです。誰もが通る道ですから、それでいいんですよ。

まとめ

元気な親のイメージがあるからこそ、認知症になったという事実を受け入れるのには時間がかかるもの。焦らずに向き合い続けていくことが大切。

認知症の家族の言動に腹が立ってしょうがないです

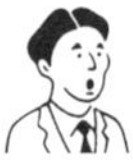

とはいえね？　寄り添いましょう、共感しましょうと私もこれまでさんざんお伝えしましたけど、**認知症の家族の介護って、きれいごとだけでは到底やっていられない**わけですよ。

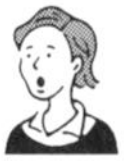

やっぱりそうなんですね!?　よかった、先生にそう言ってもらえると、ちょっと肩の荷が下りるというか、ホッとします。

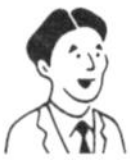

さまざまな苦労話をご家族から聞きますからねえ。私自身、認知症になった母を呼び寄せて同居しました。「頭ではわかっていても、腹が立ってしょうがない」というのを、いやというほど経験しましたよ。

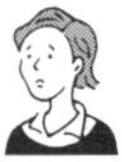

先生も大変だったんですね……。そういうときって、どうしたらいいんですか？

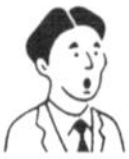

これはねえ、**自分なりの怒りの逃がしかたを見つけられるといい**んですが……

たとえば私のクリニックに来られる患者さんのご家族でね、お父さまが認知症で、病状がけっこう進行していらっしゃる。で、そのお父さまはおむつを使っているんですが、自分ではずしたり、壁にウンチを塗ってしまったりすることがあると。

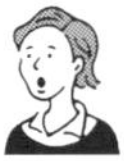

それは、介護する側はけっこうメンタルにきますね……。

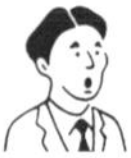

その光景を見るたび、グワーッと怒りがこみ上げるわけです。「何やってんだ！」と。でもその人は、自分の父がそうすることを想定して、バケツにゴム手袋や雑巾を入れた片づけセットを用意して、すぐに取り出せるところに置いておくのだそうです。すると一瞬カーッとはなるけど、「はあ……さっさと片づけるか」と、**わりと早くクールダウンして、片づけという行動に移せる**そうですよ。

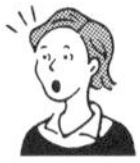
なるほど！　そうやって、せめてすぐに片づけられるようにしておいて……。

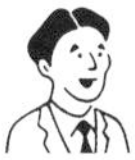
そうそう。実際に、怒りがこみ上げたときは何か別の行動をとると、多少なりとも穏やかな気持ちになれるものなんです。ほかにも、そうだなあ……仏教の、薬師如来ってご存じですか？

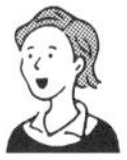
ヤクシニョライ……あっ、仏様ですか？

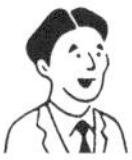
そうです。その仏様の真言……まあ、呪文ですね。「オンコロコロ」から始まる呪文があるんですよ。興味があったらあとで調べてみてください。でね、ある人は、認知症の親の介護をしながら、何かカーッとなることがあったときは、その「オンコロコロ……」をちょっとひねって、「**オンニコニコ怒るまいぞ**」って繰り返し唱えるようにしていると。そうするとなんだか、気持ちが落ち着くそうです。

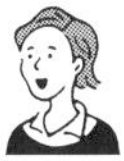
へえ～！　ニコニコは、笑顔のニコニコ？　ちょっとおもしろいですね。

まあ、ダジャレみたいなものですけどね。でもそういうふうに、怒りを逃がせる、ガス抜きできる方法を見つけておく。これがけっこう大切なんですよ。ためこむと爆発してしまいますからね。

なるほど、覚えておきます。

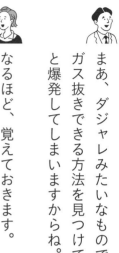

〝怒り〟の対処法について、もっと専門的に学びたいときは、「アンガーマネジメント」なんかもね、いろいろな指南書が出ていますから。そういうものを活用してみるのも一つの手だと思いますよ。

まとめ

認知症介護はきれいごとだけではやっていられず、ときには本人に対して怒りがこみ上げてしまうことも。せめて、その怒りの逃がしかたを見つけておこう。

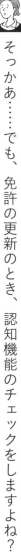

運転免許を返納させたいのですが、言うことを聞いてくれません

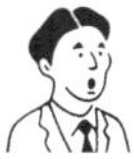

そうだ、認知症の家族の介護をしているとね、ある問題にぶつかる人が多いんですよ。**運転免許を返納してくれない問題**。

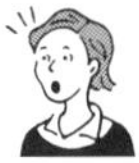

ああー！　たしかに、高齢者の運転って危ういというか、免許を返す、返さないで、もめる家族が多いって聞きます。

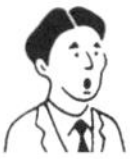

いわんや認知症をや、ですよ。家族としては一刻も早く返納させたいでしょうが、まあ、**本人は受け入れない**ことが多いですね。車が必須の地域なら、余計に。

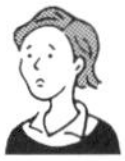

そっかあ……でも、免許の更新のとき、認知機能のチェックをしますよね？

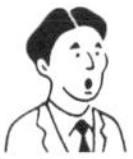

うん。問題はね、その更新までの期間ですよ。本人としては「今これだけ上手に運転できているのに、何の問題があるんだよ」という感じなわけです。

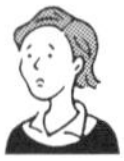

あちゃー。先生、これどうしたらいいんですか？　そもそも運転をやめたほうがいいサインとかあるんでしょうか。

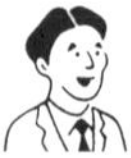

ああ、ありますよ。たとえば、まず当たり前ですけど、「**ブレーキとアクセルを踏み間違える**」。それから、「**運転の目的地を忘れる**」。今からどこへ行くんだっけ、ってね。「**知っているはずの場所にたどり着けない**」もそうですね。

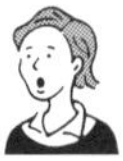

ほうほう。

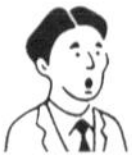

あとは、「**信号を見誤る**」とか、「**路上での判断が遅い**」……横断歩道を渡ろうとしている人がいるのに、即座にブレーキを踏まないとか、車線変更がスッとでき

ないとかね。「**運転速度が速すぎる**」あるいは「**遅すぎる**」のも、運転をやめたほうがいいサインだと思います。

なるほど……どれも、危なっかしいを通り越して怖いです。

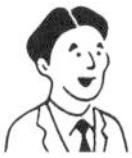

ね？　とはいえ、頭ごなしに「返納しなよ！」って言っても、相手は納得しません。
だから、**段階が必要**なんです。小さなステップをいくつも踏むというか。

ステップですか。たとえばどんなふうに？

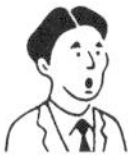

まず、事故の実例をあげる。認知症が原因の事故というよりは、「この前、お年寄りが運転している車でこういう事故があったよね。だから心配なんだよ」と、**高齢者の自動車事故について、あくまで客観的な視点で伝える**。それが一つ。

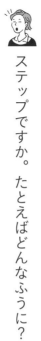

はい。

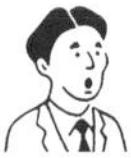

まあ相手は十中八九「俺は大丈夫だ」「私は心配ない」って言うわけですよ。そうしたら、たとえばご家族の誰かが、「じゃあ、私が助手席で見ているから、運転してみて」などと言って、**いっしょに乗って相手に運転してもらう。**

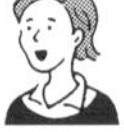

そっか、それで横からダメ出しをするんですね？

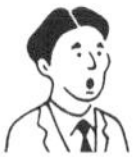

いや、運転中にあれこれ言うと、相手は怒って、かえって運転に支障をきたすかもしれないし、無駄に相手を傷つけるだけなので、そこは**黙って見ておく**んです。
で、帰ってきたときに、「方向指示器の出しかたがちょっと遅かったね」とか、「急ブレーキが2回あったね」とか、これまた**客観的に、冷静に指摘をする。**

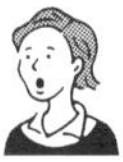

なるほど……。

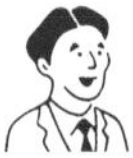

そのうえで、**運転をやめた場合の、代わりの交通手段をちゃんと提案する。**交

通の利便性は地域によるところが大きいですが、バスやタクシーの利用とか、自分が送り迎えするからとか、まあ、そうやって**冷静に話を重ねていく**わけです。

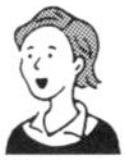

そうか、一つひとつていねいに話をするんですね。

そうです。でね、今日まで運転してきて明日からダメ、というのは通用しませんから、それこそ「次の免許更新のときまで」とか、「今年の12月31日まで」とか、**期限を決めてもらう**のも大切です。あとは、「せめて市内にしておかない?」とか、「運転は天気のいい日にしようよ」とか、**できるだけリスクの少ないときを選んで運転してもらう**とかね。

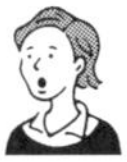

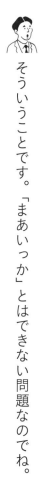

はは〜……！　これはもう、最初から長期戦覚悟で、腰を据えてちゃんと話し合うしかないんですね。じゃないと悲劇を生むだけですもんね。

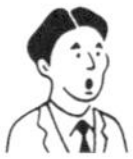

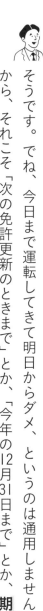

そういうことです。「まあいっか」とはできない問題なのでね。大切なのは、**いき**

なり白から黒に変えないことです。どうしたら免許返納について相手に納得してもらえるか、根気強く対応していくしかないですね。

まとめ
「まだ運転できる」と思っている相手を説得するのは至難のわざ。客観的な事実を伝えつつ、本人が納得できるような落としどころを根気強く探していこう。

認知症の家族に話を合わせるのに疲れてしまいました

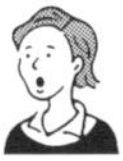

先生、最後にもう一ついいですか？　さっきの「きれいごとだけじゃやっていられない」っていう話とも似ているんですけど、ＰＡＲＴ２で何度か、「相手の話に合わせてあげましょう」っていう対応のしかたがあったじゃないですか。

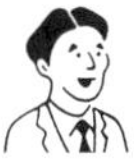

ありましたね。

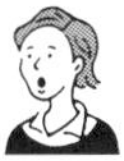

もしもですよ？　そういうのにもう、こっちがほとほと疲れちゃって……「もうつきあいきれない！」って思ったら、どうしたらいいんでしょうか。

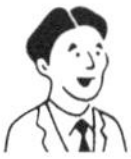

要するに、認知症の患者さんのとんでもない妄想につきあわされたり、誰かと間違えられたときになんとなく話を合わせたりとか、そういうのが嫌になっちゃったら、ということですね？

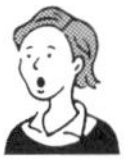

そうです。私だったらどこかで「キーッ！」ってなっちゃいそうだなって。

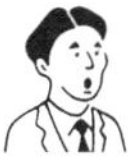

これはねえ、認知症の患者さん本人に理を言って聞かせてもなかなか伝わらないからこそ、ご家族は苦しくなってしまうんですよね。となると、これも大事なことなので覚えておいてほしいんですが、そういう気持ちを解消するには、やはり

同じ経験をした人とお話しになるのがいちばんだと思います。

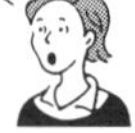

同じ経験をした人？　介護仲間みたいな感じ？

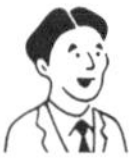

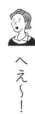

まあ、そんなところです。有名なのは、「**認知症の人と家族の会**」ですね。全国に支部があって、定期的に家族のつどいというのを開いていて、認知症の人を介護している家族同士で交流したり、専門家の話を聞いたりできるんですよ。

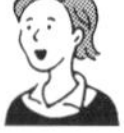

へえ〜！　心強いですね。愚痴ばっかりになっちゃいそうですけど……。

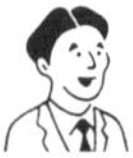

それでいいんです。認知症の人と家族の会は電話相談も受け付けていますから、そこにかけてみるとか。あとは、電話相談なら「**認知症110番**」とか、集まりなら「**認知症カフェ**」とか、悩みを打ち明けられる場って意外と多いんです（↓左ページ）。また、**新聞や雑誌などに投書して悩みを相談する**のもありですよ。

自分たちだけで抱えこまない

何でもかんでも「お前が盗っただろ」と言われてつらい

一日中目が離せず、疲れてしまった。休む暇がない

すぐに徘徊して、近所に迷惑をかけて申し訳ない

家族の中で自分ばかりが介護に奔走していてしんどい

同じ境遇の人とつながり、話を聞き合うだけでも心が軽くなる

具体的な相談先の例

認知症の人と家族の会

公益社団法人認知症の人と家族の会による支援活動。祝日を除く月～金曜の10時～15時に、認知症の無料電話相談（0120-294-456）を開設している。全国47か所の支部でも電話相談を受け付けている。
ホームページ　https://www.alzheimer.or.jp/

認知症110番

公益財団法人認知症予防財団により1992年から始まった支援活動。年末年始と祝日を除く月・木曜（月曜が休日の場合は原則、翌火曜）10～15時に認知症の無料電話相談（0120-65-4874）を開設している。
ホームページ　https://www.mainichi.co.jp/ninchishou/110/

認知症カフェ

認知症である本人やその家族、地域住民、医療・介護の専門職など、誰でも利用できる交流の場。全国の多くの自治体に設けられている。月に1回、約2時間ほどの開催という場合が多い。

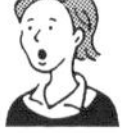

そっかあ。悩みって、誰かに聞いてもらうだけで楽になりますもんね。

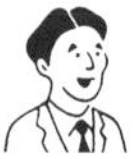

そうそう、そういうことです。しかもそれが、介護に無縁の人じゃなくて、「その気持ち、わかるよ」って言ってくれる人とつながるのがいいんですよ。**介護経験者にしかわからないつらさや苦労**というのがありますから。

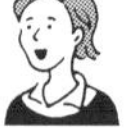

たしかに。やっぱり、何ごとも抱えこんじゃダメですね。

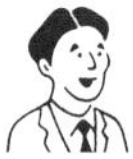

そうです。〝介護うつ〟も、非常に大きな問題ですからね。気負わず、気軽にご相談なさるのがいいと思いますよ。

まとめ

認知症の家族の介護で行き詰まったら、同じ経験をしている人と話すのが◎。抱えこまず、「認知症の人と家族の会」などの関係機関に気軽に相談しよう。

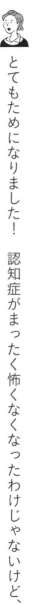

エピローグ

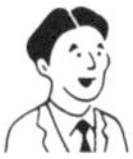

さて、認知症についていろいろお話ししてきましたが、いかがでしたか？

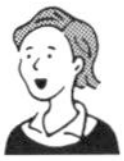

とてもためになりました！　認知症がまったく怖くなくなったわけじゃないけど、今日ここに来るまでに抱いていた怖さとは、別のものになったっていうか……。認知症に対して、むやみに怖がることはないんですね。

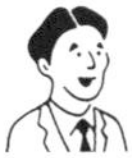

そうです。知ると、少しは怖さがやわらぐでしょう？　それから、もし家族が認知症になったとしてもね、なったご本人はそのことをあんまり認めようとはしないだろうけども、「どうやらちょっとずつおかしくなっている気がする」ということは、おそらく感じていますから。それってね、すごく心細いはずなんですよ。

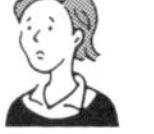

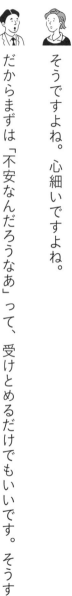

そうですよね。心細いですよね。

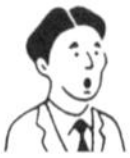

だからまずは「不安なんだろうなあ」って、受けとめるだけでもいいです。そうすると、接しかたが変わってくるだろうし……そうだ、「巧言令色鮮《こうげんれいしょくすくな》し仁《じん》」という言葉を知っていますか？

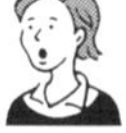

すみません、全然わかりません……。

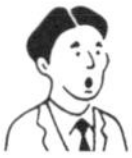

『論語』の一文で、「口先がうまくて表情を取り繕っている人は、かえって仁の心が欠けている」なんて意味ですが、認知症の介護において〝巧言令色〟は大事だと思うんです。たとえば、相手のはいている靴下が左右違っている。それを見て「右と左がバラバラだよ。ダメじゃない、ちゃんと揃えないと」と言うより、「それ、おしゃれだね！」と声をかける。すると相手から「そうかい？　でもちょっと奇抜かなあ、替えたほうがいいかな？」と返ってきたりしてね。巧言令色によって、相手の受け取りかたや、それによる行動が変わることがあるんですよ。

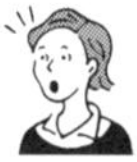

はは～！　たしかに、言うほうも言われるほうも、悪い気はしないですね。

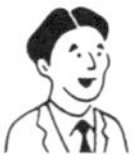

お互いが気持ちよくいられたほうがいいですからね。ちょっとの心がけでいいんです。とはいえこっちにも、腹が立つこと、嫌になることはあるでしょうから、そういうときは誰かに話を聞いてもらったりするとか、介護保険のデイサービスやショートステイを使って、物理的に距離をとってみたりするとか……。

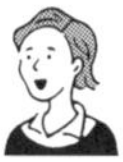

周りのいろいろな人にどんどん頼ればいいんですね！

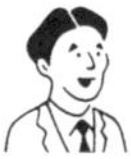

そうです。そのことを忘れないでください。今日は私も、あなたからの質問を通じて、みなさんが認知症に対してどんなふうに思っているのかがわかって大変興味深かったです。ありがとうございます。

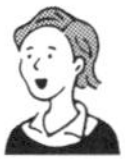

こちらこそです。ありがとうございました！

PROFILE

朝田隆（あさだたかし）

認知症の早期発見・早期治療に特化した「メモリークリニックお茶の水」理事長・院長。筑波大学名誉教授。東京医科歯科大学客員教授。

１９５５年島根県生まれ。１９８２年東京医科歯科大学医学部卒業。東京医科歯科大学神経科、山梨医科大学精神神経科、国立精神・神経センター武蔵病院（現・国立精神・神経医療研究センター病院）などを経て、２００１年筑波大学臨床医学系（現・医学医療系臨床医学域）精神医学教授に。２０１４年東京医科歯科大学特任教授。２０１５年より筑波大学名誉教授、２０２０年より東京医科歯科大学客員教授。
認知症治療・予防の第一人者。４０年にわたって認知症の研究と臨床に努め、その経験をフルに活かし、認知症とその予備群である軽度認知障害（MCI=グレーゾーン）の治療に従事。日々率先して診察にあたる傍ら、テレビや新聞、雑誌などで認知症の理解や予防への啓発活動を続けている。

STAFF

デザイン／河南祐介（FANTAGRAPH）
イラスト／脳活性アート ARTMaN 鍋島次雄、さいとうあずみ
編集・取材協力／オフィス 201（中西翔子）
校正／合同会社こはん商会、遠藤三葉

現役の認知症専門医が答える
認知症ってそもそも何ですか？

2023 年 7 月 11 日 第 1 刷発行

著　者　朝田 隆
発行人　土屋 徹
編集人　滝口 勝弘
企画編集　石尾 圭一郎
発行所　株式会社Gakken　〒141-8416　東京都品川区西五反田2-11-8
印刷所　中央精版印刷株式会社
DTP　株式会社アド・クレール

〈この本に関する各種お問い合わせ先〉
・本の内容については、下記サイトのお問い合わせフォームよりお願いします。
https://www.corp-gakken.co.jp/contact/
・在庫については　Tel 03-6431-1250（販売部）
・不良品（落丁、乱丁）については　Tel 0570-000577
学研業務センター　〒354-0045 埼玉県入間郡三芳町上富 279-1
・上記以外のお問い合わせは　Tel 0570-056-710（学研グループ総合案内）